らくらく突破！

ケアマネジャー

竹原直子 著

見たまま
そのまま
丸暗記

はじめに

　こんにちは！　なおこ先生です♪

　このたびは、この本を手に取ってくださってありがとうございます。

　この本は、介護支援専門員（以下ケアマネ）の試験を受験される方の補足的な参考書として作られています。試験勉強をする際に必要なのは、まずはテキスト（教科書）、そして問題をトレーニングするツール（問題集など）ですね。ケアマネ試験は、受験資格に教育機関での単位取得要件がないので、独学で勉強する方もいれば、予備校などに通う方など、さまざまな学習形態があるかと思います。

　私は、そんな受験生に講義をさせていただいておりますが、その中でいつも伝えてる大切な学習のポイントがあります。その中から3つだけここでお伝えしたいと思います。

　1つ目は、目標（ゴール）設定をするということ。みなさんはなぜケアマネになりたいのですか？　資格を取って何をしたいのですか？　資格を取りたい！　ということが一緒でも、その理由はさまざまです。資格を取ることがゴールではなく、その先にゴールがあるのです。それをしっかり落とし込むことをまずしてもらうのです。

　ケアマネ試験は、法律の話がメインです。日常で遭遇しない専門用語が飛び交います。理解が難しく勉強が嫌になったり、忙しい中勉強する大変さなどからも、ドロップアウトすることが多い試験でもあるのです。そんなとき、自分のゴールが明確な人はやり続けることができるのです。

ケアマネ試験は合格率が低いですよね。だから何回も受験をする人が多いのです。合格する人は、諦めずに続けた人。なので、みなさんも一度しっかりとゴールは何なのかを落とし込むことをおススメします。

2つ目は、理解をしながら学習するということ。子どものころに覚えたことで今でも覚えていることはありませんか？　私は、アニメソングとか、今でも歌えるものがあります。子どもの脳は、丸覚えに適しています。でも、大人の脳は丸覚えが苦手です。成人学習では、脳が「大切だ！」と認識したことを覚えていきます。そのひとつに、**意味を理解したり関連性を知ること**、があるのです。

この本では、主に過去問題を使用しながら、**すべて正答文章として書かれています**。不正解の表現は、正答文の下に吹き出しで注意書きとして添えています。

正答文とは「短く書かれた良質のテキスト」ということもできます。その良質のテキストとしてこの本は構成されており、さらに、なぜそうなのか？　といったポイントを補足として書いています。

みなさんがテキストで学習したことを、この本を利用してさらに理解を深めることを目的としているのです。

そして最後に、3つ目の学習ポイントは、繰り返すということ。元来人間の脳は忘れるように作られています。私たちの脳は、たくさん入る情報を消していかないと新しい情報処理ができません。また、辛いことも時間とともに忘れるから、今を生きられるのです。「私は勉強してもすぐに忘れるんです」と相談に来る人がいますが、それは当たり前のことなのです。

では、どうしたらいいのか？　先ほど、脳は「大切だ！」と認識したことを覚えると書きましたが、脳は何度も入ってくる情報も、「これはこの人間にとって必要な情報なのだ！」と認識するのです。
　そう！　理解したら、繰り返す！！
　ではどのくらい繰り返せばよいのか？　それが個人差です。
　3回でいい人もいれば、10回必要な人もいます。一般的に歳を重ねていけば、記憶の定着力は低下するので回数は多くなりますが、自分はどのくらい必要なのかを、それぞれが見つけていってほしいと思います。
　回数が多い人は頭が悪いのか？　そんなことはありません。単純にそれは、個人差だと認識して繰り返し学習に取り組んでほしいと思います。

　みなさんのゴールに向かうプロセスの中で、この参考書が少しでもお役に立てることを心から願っております。

　　　　　　　　　　　　　　　2017年2月　竹原直子

この本の構成と使い方

この本は、過去に出題された問題の正答文を掲載しています。そして、不正解の表現を、吹き出しで注意書きとして添えています。

正答文と不正解の表現と比べることで、どんなテーマが、どこをキーワードとして、どんな誤り例とともに問われるかがわかります。

さらに、「なぜそうなのか？」といったポイントや合わせて覚えておきたいポイント（過去問題に出題された内容など）も補足しています。

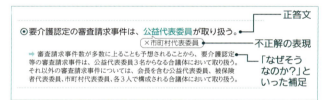

実際の出題

◎要介護認定の審査請求事件は、市町村代表委員が取り扱う。

[平成26年度　第17回試験　問題4　選択肢2]

このように実際の出題では誤りとなっていた場合は、正答文に直したうえで掲載しています。

らくらく突破 ケアマネジャー見たままそのまま丸暗記　[もくじ]

第1章　介護支援分野

- 介護支援分野の出題傾向と学習ポイント ………………… 10

Point 1	介護保険制度前の背景・最近の統計 …………	12
Point 2	社会保障制度 …………………………………………	16
Point 3	保険者（市町村）・都道府県・国 ……………	20
Point 4	被保険者 ………………………………………………	24
Point 5	要介護認定① 申請・認定調査等 ………………	28
Point 6	要介護認定② 主治医の意見書・有効期間等 …	32
Point 7	要介護認定③ 介護認定審査会等 ………………	36
Point 8	審査請求（不服申立）………………………………	40
Point 9	保険給付の種類・介護報酬・会計 ……………	44
Point 10	利用者負担・低所得者対策・その他…………	48
Point 11	サービス提供事業者 ………………………………	52
Point 12	国民健康保険団体連合会（国保連）…………	56
Point 13	介護保険事業計画 …………………………………	60
Point 14	介護サービス情報の公表…………………………	64
Point 15	保険財政 ………………………………………………	68
Point 16	地域包括支援センター・地域支援事業 ……	72
Point 17	【給付】介護支援① 居宅介護支援 ……………	76
Point 18	【給付】介護支援② 居宅介護支援 ……………	80
Point 19	【給付】介護支援③ 介護予防支援 ……………	84
Point 20	【給付】介護支援④ 施設介護支援 ……………	88

第2章　保健医療サービス分野

- 保健医療サービス分野の出題傾向と学習ポイント ····· 94

Point 1	高齢者の特徴・疾患 ···	96
Point 2	高齢者の疾患 ···	100
Point 3	バイタルサインと検査・リハビリテーション ···	104
Point 4	介護技術 ···	108
Point 5	認知症① 特徴 ···	112
Point 6	認知症② 治療・支援 ···	116
Point 7	精神障害 ···	120
Point 8	栄養管理 ···	124
Point 9	在宅医療管理① 薬 ···	128
Point 10	在宅医療管理② 呼吸管理 ······································	132
Point 11	在宅医療管理③ カテーテル管理等 ··························	136
Point 12	感染症 ··	140
Point 13	急変時・災害時の対応 ··	144
Point 14	ターミナルケア ··	148
Point 15	【給付】訪問看護 ··	152
Point 16	【給付】訪問リハビリテーション・通所リハビリテーション ··	156
Point 17	【給付】居宅療養管理指導 ······································	160
Point 18	【給付】短期入所療養看護・介護療養型医療施設 ···	164
Point 19	【給付】介護老人保健施設① 特徴 ··························	168
Point 20	【給付】介護老人保健施設② 加算 ··························	172

第3章　福祉サービス分野

- 福祉サービス分野の出題傾向と学習ポイント ……… 178

Point 1　高齢者ケア・ソーシャルワーク① 共通スキル等… 180
Point 2　ソーシャルワーク②ミクロ、メゾ、マクロ等 … 184
Point 3　社会資源活用・障害者福祉・後期高齢者医療制度… 188
Point 4　高齢者虐待 ……………………………………… 192
Point 5　日常生活自立支援事業 ……………………… 196
Point 6　成年後見制度 ………………………………… 200
Point 7　生活保護制度 ………………………………… 204
Point 8　【給付】訪問介護① サービス提供責任者等 … 208
Point 9　【給付】訪問介護② 生活援助・身体介護、加算 … 212
Point 10　【給付】通所介護 …………………………… 216
Point 11　【給付】福祉用具・住宅改修 ……………… 220
Point 12　【給付】短期入所生活介護・特定施設入居者生活介護 … 224
Point 13　【給付】地域密着型サービス①
　　　　　共通問題、夜間対応等 ……………………… 228
Point 14　【給付】地域密着型サービス②
　　　　　小規模多機能型居宅介護・認知症等……… 232
Point 15　【給付】地域密着型サービス③
　　　　　施設等、訪問入浴介護 …………………… 236
Point 16　【給付】介護老人福祉施設 ………………… 240

付録資料1　基本チェックリスト……………………… 244
付録資料2　課題分析標準項目………………………… 246
付録資料3　介護予防サービス・支援計画書………… 248
付録資料4　居宅サービス計画書……………………… 250

索引 ……………………………………………………… 253

第 1 章

介護支援分野

介護支援分野の出題傾向と学習ポイント

ケアマネ試験の3分野の出題内容をそれぞれ大きく2つに分けてみると、表のように①基本問題と②給付サービス問題とに分けることができます。

	①基本問題	②給付サービス問題	
介護支援分野 (25問)	介護保険 のしくみ (全体像)	・介護支援サービス問題 （ケアマネジメント） 　ケアマネの役割 　介護予防支援 　居宅介護支援 　施設介護支援 ・全サービスの広く浅い問題	6〜8問
保健医療 サービス分野 (20問)	医療の専門的 知識問題	・医療系サービスの 　広く深い問題	2〜6問
福祉サービス分野 (15問)	福祉の専門的 知識問題	・福祉系サービスの 　広く深い問題	7〜8問

① 基本問題

介護保険制度のしくみとして、介護保険法全般の内容や関連法律などを含めた背景などが出題されます。

この分野での頻出問題は、

- 介護保険事業計画
- 国・都道府県・市町村の役割
- 要介護認定
- 保険給付
- 国民健康保険団体連合会
- 介護サービス情報の公表制度
- 地域支援事業
- 地域包括支援センター

などがあります。特に要介護認定に関することは、毎年

2問～4問と多いため、この本でも多く割いています。

どんな学習でも全体像をイメージして、大枠から理解していくことはとても大切です。初めて行く場所で地図がないと不便ですよね？　学習においても、地図があるとその理解がとてもスムーズになるのです。

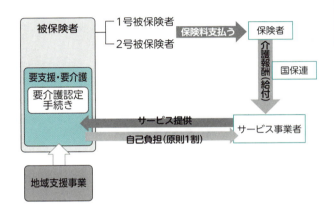

この図は、介護保険のサービスの全体像を表したものです。まずはそれを押さえて、ひとつひとつを落とし込んでいきましょう。

② 給付サービス問題

給付とは介護保険制度での実際のサービスのことですね。この分野では、すべてのサービスの広く浅い知識が問われます。また、ケアマネの役割である介護支援（ケアマネジメント）に関しては深い内容が問われますので、この本でもたくさん押さえています。

Point 1 介護保険制度前の背景・最近の統計

- 特別養護老人ホームの利用者負担は所得により異なり、
  (×高所得者)　(×一律で)
  低所得者は病院に入院するよりも安かったため入所待機者を激増させた。

- 特別養護老人ホームの入所に係る利用者負担（費用徴収）は、所得に応じたものとなっていた。
  (×一律)

- 特別養護老人ホームへの入所は措置であったため、高所得者は自己負担が高くなってしまった。
  (×入所資格がなかった)

- 措置制度で行われていた老人福祉制度によるサービスでは、利用者が自由にサービスを選択できなかった。
  (×選択できた)

- 措置制度の老人福祉制度によるサービスは、競争原理が働かず、サービス内容が画一的になりがちであった。
  (×サービスに多様性があった)

- 老人福祉制度の措置によるサービスは、「反射的利益」に
  (×老人保健制度)
  すぎないと解されていた。
  ➡ 反射的利益とは、誰でも利用ができる権利とは異なり、たまたま得られた利益のこと。そのため、必ずしもサービスが利用できる保障はない。

- 老人保健制度による訪問看護は、病院の窓口に自分で申
  (×病院ではなく市町村の窓口に)
  請しなければならないため、利用しにくかった。

1 介護支援分野

- 病院の整備が進んだ結果、医療ニーズの低い高齢者の病院への入院が増加してしまった。
  - ×特別養護老人ホーム
  - ×高い高齢者が特別養護老人ホームに措置されてしまった

- 特別養護老人ホームの利用者負担（費用徴収）が中高所得者層にとって病院よりも重かったことも、社会的入院の一因になっていた。
  - ×病院
  - ×特別養護老人ホーム

- 介護保険制度確立にあたり、保険者の財政を安定させるため社会保険方式が必要とされた。
  - ×市町村の合併

- 平成25年度の国民生活基礎調査によれば、同居している主な介護者の7割は女性であり、特に中高年者が半数を超えている。
  - ×働き盛りの者
  - ➡ 女性の介護者68.7%、60歳以上の介護者68.6%。

- 平成25年度の国民生活基礎調査によれば、主な介護者は、同居の配偶者が最も多い。
  - ×同居の子の配偶者　×同居の子
  - ➡ 配偶者26.2%、同居の子21.8%。

- 85歳以上のおよそ2人に1人が、要支援または要介護の認定を受けている。
  - ×65歳
  - ➡ 65歳以上約18%、75歳以上約31%、85歳以上約50%、90歳以上約70%が認定を受けている。

- 平成25年国民生活基礎調査によれば65歳以上の者のいる世帯では、単独世帯と夫婦のみの世帯の合計が半数以上を占める。
  - ×夫婦のみ世帯だけで
  - ➡ 単独世帯25.6%、夫婦のみ世帯31.1%。

- ⊙ 要支援または要介護の認定を受けた者のいる世帯の約5割が、単独世帯または核家族世帯である。　×約7割
  → 単独世帯25.6%、夫婦のみ世帯31.1%。

- ⊙ 近年、都市集中化現象により、子との同居率は減少している。
  ×高まっている

- ⊙ 離れて暮らす高齢者の呼び寄せは増加しているが、子供との同居率は近年少しずつ減少している。
  ×増加傾向に転じ

- ⊙ 家族が介護に携わることによって失われる機会費用は社会全体で相当な額に上る。
  ×それほど多くはない

- ⊙ 平成25年度の国民生活基礎調査によれば、要介護3以上の者と同居している主な介護者の介護時間は、「ほとんど終日」が最も多い。
  ×半日程度　×2～3時間程度　×必要なときに手をかす程度
  → 要支援1～要介護2までは「必要なときにだけ手をかす程度」が最も多い。

- ⊙ 平成25年国民生活基礎調査によれば、要支援者のいる世帯は単独世帯が最も多い。
  ×夫婦のみ世帯　×三世代世帯
  → 要介護者が最も多いのは三世代世帯。

- ⊙ 平成13年連合総合生活開発研究所「介護サービス実態調査」によれば、在宅介護を行っている家族の悩みで最も多いのは、「介護者の精神的負担が大きい」である。
  ×肉体的負担
  → 約65%。

- ⊙ 平成26年度介護保険事業状況報告によれば、施設サービス利用者数に比べて、居宅サービス利用者数の方が多くなっている。 ×少なく
  ➡ 居宅サービス約4,500万人、施設サービス約1,080万人、地域密着型サービス約460万人。

- ⊙ 介護保険事業状況報告によれば、要支援・要介護認定者数は、平成26年度以降600万人を超えている。 ×400万人
  ➡ 平成16年度から400万人を超え、平成28年3月末で620万人を超えている。介護保険開始の平成12年度から倍以上となっている。

- ⊙ 第1号被保険者数は、第2号被保険者数を下回っている。 ×上回って
  ➡ 平成25年度末で第1号被保険者数は約3,200万人、第2号被保険者数は約4,250万人である。

- ⊙ 制度創設以来、要介護5の認定を受けた者は、要支援または要介護の認定を受けた者全体の1割程度を占めている。 ×3割程度

- ⊙ 要介護認定を受けている第1号被保険者は、女性の方が多い。 ×男性
  ➡ 平成28年3月末では、認定者数のうち、男性が約192万人、女性が428万人となっており、女性が倍以上を占める。

 介護保険制度の背景を知るということ

どんな制度にも、それができた背景(歴史)があります。過去の問題点を含めた流れで今の制度が理解できると、その流れで未来に何が求められるのか、ということも見えやすくなります。視点を大きく持つと、理解も深まります。
ケアマネジャーになるということは、介護の世界の未来を変える1人になる可能性もあるということです♪

Point 2 社会保障制度

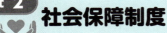

- 介護保険も医療保険と同様、社会保険に含まれる。
  （×含まれない）

- 高齢者福祉は社会保障の範囲には含まれる。（×含まれない）

- 公的扶助である生活保護も、社会保障制度の範囲に含まれる。（×含まれない）

- かつての老人保健法に基づく「医療等」は、医療保険の保険者の共同事業であるので社会保険に含まれる。
  （×含まれない）

- 介護保険の被保険者には、自営業者が含まれる。
  ➡ 被保険者の条件に、職種規定はない。（×含まれない）

- 労働者災害補償保険は、社会保険である。（×ではない）

- 介護保険制度は、保険給付が利用者本位であるが、加入は強制である。
  （×任意）

- 労働者災害補償保険制度には、年金給付はある。（×ない）

- 労働者災害補償保険制度は、医療の現物給付も行う。
  （×行わない）

- 健康保険法では、業務外の事由による疾病、傷病等を保険事故とする。（×業務内）

- ⦿ 介護保険制度は、被保険者の要支援・要介護状態に関して必要な給付を行う。 ×老齢、障害または死亡

- ⦿ 後期高齢者医療制度の被保険者は、75歳以上の者に限定されない。 ×される
  → 一定の障害がある場合は65歳以上も対象。

- ⦿ 後期高齢者医療制度の被保険者が給付を受ける際の一部負担金は原則1割である。 ×一律
  → 現役並み所得者は3割。

- ⦿ 入院時食事療養費や移送費は、後期高齢者医療給付に含まれる。 ×含まれない

- ⦿ 生活保護法による保護を受けている世帯に属する者は、後期高齢者医療制度の被保険者にはならない。 ×なる

- ⦿ 介護保険は、地域保険に位置づけられる。 ×職域保険
  → 住民票のある住所地の自治体に属し、その自治体が運用する保険。

- ⦿ 厚生年金保険は、被用者保険に位置づけられる。 ×国民健康保険
  → 被用者とは雇われている人。職に規定されているため職域保険である。

- ⦿ 社会扶助の財源は、公費であり、租税方式・公費負担方式といわれることもある。 ×社会保険料と公費である

- ⦿ 医療保険の被用者保険の保険者は、全国健康保険協会、健康保険組合、共済組合などがある。 ×全国健康保険協会および健康保険組合のみで

1 介護支援分野

社会保障制度の枠組み

日本の社会保険制度は、図のように大きく4つに分かれます。
この枠組みはとても大事です。
5つの社会保険は「カネサイコー!」と覚えましょう♪

● 日本の社会保険制度のしくみ

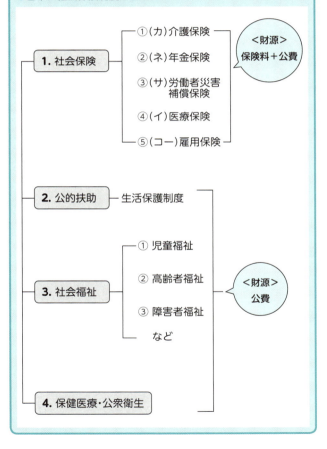

保険のしくみの3ステップ

保険とは、①保険料を払った人が、②保険事故に該当したときに、③保険給付がもらえる、というしくみです。
これはすべての保険に当てはまる原則です。

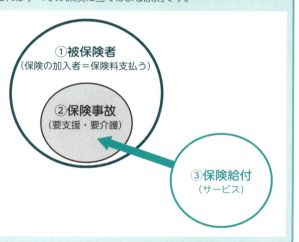

社会保険の種類と保険事故

誰もが起こりうるリスクで、起こったときに社会生活が困難になる可能性の高いものを、国が社会保険としています。

保険	保険事故	保険給付 現金給付	保険給付 現物給付
介護	要支援・要介護	×	○
年金	老齢・障害・死亡	○	×
労災	業務上、通勤途上の事由による疾病、傷病、障害、死亡	○	○
医療	業務外の疾病、傷病、出産、死亡	○	○
雇用	失業等	○	×

Point 3 保険者(市町村)・都道府県・国

- 市町村と特別区以外に**広域連合や一部事務組合**も、介護保険の保険者になることができる。　×都道府県

- 地域包括支援センターの設置は、**市町村**が行う。　×都道府県

- 市町村は、条例で**介護認定審査会委員の定数**を定める。　×被保険者の範囲

  → 条例とは、その自治体の中でのみ有効な決まりごとで、その内容は自治体ごとに異なる。

- 居宅介護サービス費等種類支給限度基準額の設定は、**市町村の条例**で定めることができる。　×都道府県の条例

  → 市町村の中で、あるサービスの供給が需要より少ない場合、市町村の判断でそのサービスの上限額を、法で定められている要介護「区分」の上限額より低く設定できる。不足するサービスの「種類」の使える上限額を決めることで、偏りすぎず、皆にサービスがいくようにしている。

- **保険料の徴収猶予**は、市町村の条例により規定されている。　×第三者行為求償事務

- **普通徴収に係る保険料の納期**は、市町村の条例で定められている。　×第2号被保険者の保険料の納期

  → 第1号被保険者の保険料率や徴収猶予・減免などに関することは、市町村の条例で定められており、第2号被保険者の保険料率は、医療保険者が定めている。

- 第2号被保険者負担率は、**国**が定める。　×医療保険者　×市町村

  → 負担率とは、介護保険の財源の負担割合のことである。平成27～29年度までは、第1号被保険者の保険料22%、第2号被保険者の保険料28%である。

介護支援分野

- 居宅介護サービス費等区分支給限度基準額について、厚生労働大臣が定める基準額を超える基準額を、市町村の条例で定めることができる。　×国は
  → 福祉用具購入費と住宅改修費についても同様に、厚生労働大臣が定める基準額を超える基準額を市町村の条例で定めることができる。

- 地域密着型サービス事業者の指定および取消しは、市町村の業務である。　×都道府県

- 住所地特例に該当する被保険者の資格管理は、市町村が行う。　×都道府県

- 市町村は、居宅サービス事業者に対して立入検査をすることができる。　×することはできない
  → 居宅サービス事業者は都道府県が指定しているが、立入検査は都道府県も市町村もすることができる。

- 市町村は、保険給付に係る居宅介護支援を行った居宅介護支援事業者が人員・運営基準に違反したと認めるとき、都道府県知事に通知しなければならない。　×通知の必要はない

- 居宅介護支援事業者に対する勧告は、都道府県知事の業務である。　×市町村長
  → 命令・勧告・取消しは、原則として指定したところが行う。

- 居宅サービス事業者の指定は都道府県知事が行い、施設サービス事業者の指定も都道府県知事が行う。　×市町村長

- 居宅サービス事業者の指定の更新は、都道府県の役割である。　×市町村

- ◉**介護予防サービス事業者**の指定は、都道府県が行う。
  (×介護予防支援事業者)

- ◉介護支援専門員の登録に関する事務は、**都道府県知事**が行う。
  (×国が指定した法人)

- ◉財政安定化基金の設置は、**都道府県**が行う。
  (×国)

- ◉**介護保険審査会**の設置は、都道府県が行う。
  (×介護認定審査会)

- ◉基準該当介護予防サービス、指定居宅サービス、指定介護老人福祉施設の人員・設備・運営に関する基準は、**都道府県の条例に委任されている**。(×国が定める)

- ◉指定地域密着型サービスの人員・設備・運営に関する基準は、**市町村の条例に委任されている**。(×国が定める)

- ◉居宅介護サービス費等区分支給限度基準額の設定は、**国**が行う。
  (×都道府県 ×市町村)

- ◉指定居宅介護支援事業の人員・運営基準は、**都道府県**が設定している。
  (×国)

- ◉**認知症対応型共同生活介護および定期巡回・随時対応型**
  (×居宅療養管理指導 ×福祉用具貸与)
  訪問介護看護は、指定都市・中核市以外の市町村の長が指定する事業者が提供するサービスである。

  ➡ 指定都市・中核市とは、市であるが規模が大きいため、介護保険上の役割としては都道府県と同じであると捉えよう。そのため、この問題は、市町村が指定するのはどれかを問うている。

- 居宅介護サービス費の支給に関して必要があると認めるときの事業所への立入検査は、**都道府県および市町村**が行うことができる。
  （×都道府県のみ　×市町村のみ）

- 複数の市町村を事業区域とする地域密着型サービス事業者に対する指導・監督は、**市町村長が行う。**
  （×都道府県知事に委任できる）

> **行政の役割と関係**
>
> 国・都道府県・市町村のそれぞれの役割は頻出で、さまざまな問題の中で問われており、とても重要です!
> **市町村**は、介護保険の運営者として被保険者と直接さまざまなやり取りを行っています。P.19のコラム「保険のしくみの3ステップ」に関する事務（事務とは「やるべき仕事」と捉えましょう）である①被保険者の管理、②保険事故の選定、③保険給付を行う、ということはメインの役割ですね。
> **都道府県**は、市町村業務がスムーズになるように支援する役割を担っています。事業者を指定したり、ケアマネジャーを育てたり、困ったときに使うための貯金（財政安定化基金）を設置したり、他にもさまざまな働きがあります。
> **国（厚生労働省）**は、一番大きな基準である法律や枠組みとなるものを作っています。
> まずは、大きな枠組みで捉えましょう♪
> ちなみに、事業者の指定は市町村と都道府県が行いますが、提供範囲が市町村の中にとどまる「**介護予防支援**」と「**地域密着型のサービス**」は市町村が指定および管理をしており、その他は都道府県がしている、と覚えておきましょう!

Point 4 被保険者

⦿ 第2号被保険者とは、市町村の区域内に住所を有する **40歳以上65歳未満の医療保険加入者**をいう。
　×40歳以上65歳未満の者

⦿ **第1号被保険者**とは、市町村の区域内に住所を有する65
　×第2号被保険者
歳以上の者をいう。
→ 第1号被保険者は、保険加入要件はない。

⦿ 被保険者資格の取得の届出をしていない40歳以上65歳未満の医療保険加入者は、被保険者と**なる**。×ならない
→ 被保険者資格は、発生主義のため届出は不要。

⦿ **第2号被保険者**は、保険者に対して、被保険者証の交付
　×世帯主
を求めることができる。

⦿ 第2号被保険者は、要介護・要支援認定を申請していな**くても、被保険者証の交付を求めることができる。**
　×ければ、被保険者証の交付を求めることができない
→ 第1号被保険者には被保険者証が交付されているが、第2号被保険者には原則として交付されていない。

⦿ 第1号被保険者が生活保護の被保護者となった場合**でも、介護保険の被保険者資格は喪失しない。**
　×、介護保険の被保険者資格は喪失する
→ 第2号被保険者が被保護者になった場合は、被保険者資格は喪失する。

- ⊙日本国籍を持つが、海外に長期滞在しており、日本に住民票がない者は、被保険者とならない。 ×なる
  ➡ 被保険者の条件のひとつである「市町村の区域内に住所を有する」とは、住民票があるということ。

- ⊙日本に住所を有しない海外長期滞在者は、日本国籍があっても被保険者証の交付を求めることはできない。 ×求めることができる

- ⊙在日外国人は、介護保険の被保険者となる。 ×ならない
  ➡ 3か月を超えて日本に在留する外国人も。

- ⊙市町村は、被保険者が他市町村の介護保険施設・特定施設に入所した場合、住所地特例を適用する。 ×第1号被保険者が他市町村から転入してきた場合

- ⊙養護老人ホームは、住所地特例対象施設に含まれる。 ×含まれない
  ➡ 対象は、3つの介護保険施設と、3つの特定施設(有料老人ホーム、軽費老人ホーム、養護老人ホーム)。

- ⊙地域密着型介護老人福祉施設は、住所地特例対象施設ではない。 ×介護老人福祉施設

- ⊙住所地特例対象施設に入所し、住所を変更した被保険者は、従前住所地市町村に住所地特例適用届を提出する。 ×当該施設が所在する市町村

- ⊙住所地特例の対象者は、要介護者または要支援者に限定されない。 ×限定される
  ➡ 地域支援事業の介護予防・日常生活支援総合事業の対象者も含まれる。

- ⊙生活保護法による救護施設の入所者は、被保険者とならない。 ×なる

- 障害者総合支援法による生活介護および施設入所支援を受けて指定障害者支援施設に入所している身体障害者は、被保険者と**ならない**。(×なる)

- 特定疾病は、いわゆる「**末期がん**」を含む16疾病群である。(×早期がん)

- 特定疾病には、進行性筋ジストロフィー症は含まれて**いない**。(×いる)

- 特定疾病には、**糖尿病性腎症および糖尿病性網膜症**が含まれている。(×糖尿病)
  → 糖尿病の診断だけでは特定疾病にはならないが、糖尿病三大合併症は含まれる。

- 当該市町村の区域内に住所を有する医療保険加入者が40歳になる**誕生日の前日**に、被保険者資格を取得する。(×誕生日)
  → 誕生日の前日＝40歳に達したときである。生活保護の被保護者は65歳に達したときに被保険者資格を取得する。

- 被保険者は、その市町村の区域内に住所を**有しなくなった日の翌日**に、その市町村の被保険者資格を喪失する。(×有しなくなった日)

- 第2号被保険者は、医療保険加入者でなくなった場合、**その日**から資格を喪失する。(×その日の翌日)

- 被保険者資格は発生主義であるが、**第1号被保険者**については、届出が必要となる場合がある。(×第2号被保険者)
  → 転出入、氏名変更、所属世帯変更、死亡等や、外国人が65歳に達したとき。

適用除外施設

第1号および第2号被保険者の条件（住所・年齢・加入保険等）を満たしても、被保険者にならない場合があります。
それは、3か月未満滞在の外国人である場合と、適用除外施設に入所した場合です。
適用除外施設は、障害者支援施設等、現在11種類あります。
施設を一言一句覚える必要はありませんが、一覧を見ると、①**障害者や障害児関連の施設や病院（7種類）**、②**ハンセン病の施設**、③**生活保護上の救護施設**、④**医療型児童発達支援の医療機関**、⑤**被災労働者の施設等**に分けることができます。
どれも、イメージとしては、長期に入っている人が多そうだな〜という印象はありませんか？
そうです、そこがわかればよいです！
実際長期に入所（入院）しており、その期間はそこで必要なケアを提供されている訳ですから、わざわざ介護保険のサービスを受ける必要がほとんどありません。
そのため、被保険者として保険料を支払っていても、サービスは受けないということが起こりますよね。被保険者資格がなければ、保険料を支払う義務もなくなりますから、その対象者にとっては、支出が減るので有益ですね♪

16の特定疾病

一言でいうなら特定疾病とは「**加齢に伴って生じる疾病**」です。第2号被保険者は高齢者ではありませんが、高齢者がなるような疾病にかかることもあります。それは、介護保険の対象にしましょう！ということです。
なので第2号被保険者が事故で介護が必要な状態になった場合などは、介護保険の給付サービスは利用できないということです。

Point 5 要介護認定① 申請・認定調査等

- 要介護状態とは、基本的な日常生活動作について介護を要する状態が6か月以上継続すると見込まれる場合をいう。 ×3か月以上

  → 要支援状態とは、基本的な日常生活動作について6か月以上継続して、常時介護を要する状態の軽減もしくは悪化の防止に対して支援を要する場合をいう。

- 介護給付を受けようとする被保険者は、市町村の要介護認定を受けなければならない。 ×都道府県

- 第1号被保険者は、介護保険の被保険者証を添付して要介護認定等を申請する。 ×医療保険被保険者証 ×主治医の意見書

  → 第2号被保険者は、介護保険の被保険者証が未交付の場合、医療保険の被保険者証等を提示して申請する。

- 認定申請に当たっては、家族による代理申請や民生委員および社会保険労務士による申請代行ができる。 ×申請代行はできない

- 被保険者本人が認知症の場合に申請を代理できるのは、認知症以外の場合と同じである。 ×成年後見人に限られる

- 地域密着型介護老人福祉施設には、要介護認定の申請手続きの代行が認められている。 ×指定訪問介護事業者 ×家庭裁判所

  → 申請が代行できるのは、家族・親族等、成年後見人、民生委員、介護相談員等、および介護サービスの事業者系としては、地域包括支援センター、居宅介護支援事業者、地域密着型介護老人福祉施設、介護保険施設など。

⊙市町村は、新規認定に係る調査を指定市町村事務受託法人に委託することができる。〔×委託しなければならない〕

⊙新規認定に係る調査については、市町村による調査実施を原則としているが、指定市町村事務受託法人に委託することができる。〔×地域包括支援センターおよび介護保険施設〕
➡ 新規認定ができるのは、市町村と指定市町村事務受託法人のみである。

⊙市町村は、新規認定に係る調査を地域包括支援センターに委託できない。〔×できる〕

⊙市町村は、介護保険施設入所者の更新認定に係る調査について、指定居宅介護支援事業者に委託することができる。〔×委託しなければならない〕

⊙特定施設入居者生活介護を行う有料老人ホームは、要介護認定の認定調査を受託できない。〔×できる〕
➡ 更新認定ができるのは、市町村、指定市町村事務受託法人、地域包括支援センター、居宅介護支援事業者、地域密着型介護老人福祉施設、介護保険施設、介護支援専門員など。

⊙遠隔地に居住する被保険者の申請に係る認定調査は、その被保険者の住む市町村に調査を嘱託できる。〔×できない〕
➡ たとえば、東京に住民票があるが北海道に居住してる場合など。

⊙市町村は、その職員である福祉事務所のケースワーカーに認定調査を行わせることができる。〔×行わせなければならない〕
➡ 市町村保健センターの保健師にも認定調査を行わせることができる。

⊙被保険者が調査または診断命令に従わないときは、申請を却下することができる。〔×保留する〕

1 介護支援分野

- ◉要介護認定の効力は、その申請のあった日にさかのぼって生じる。　×要介護状態になった日
  ➡ 遡及効（そきゅうこう）という。

- ◉認定調査の調査票は、基本調査と特記事項からなり、具体的な調査項目および様式は、厚生労働省の告示に定められている。　×保険者である市町村の条例
  ➡ 認定調査票には概況調査もあるが、それは認定審査には用いない。

- ◉要介護認定等基準時間の算定には、認定調査票の特記事項は用いない。　×基本調査

- ◉一次判定は、認定調査の結果、基本調査および主治医の意見書により行われる。　×特記事項
  ➡ 要介護認定等基準時間の算定には基本調査のみあればよいが、一次判定には整合性をみるため、主治医の意見書も用いる。

- ◉認定調査票の基本調査の項目には、家族の介護力は含まれない。　×含まれる
  ➡ 被保険者が、「どれだけ介護が必要なのか」を審査するものなので、環境要因は含まない。

- ◉認定調査票の基本調査項目には、障害高齢者の日常生活自立度が含まれる。　×身体障害者障害程度等級
  ➡ 認知症高齢者の日常生活自立度も含まれる。障害高齢者の日常生活自立度および認知症高齢者の日常生活自立度は、主治医の意見書にも含まれる。

- ◉要介護認定の認定調査票（指定調査）に買い物は、含まれる。　×家族の介護力
  ➡ その他、徘徊、点滴の管理、外出頻度なども含まれる。

- ◉要介護認定における認定調査票の基本調査項目には、精神・行動障害に関連する項目がある。
  ×サービスの利用状況　×主たる介護者

認定調査票の概要

【概況調査】
- Ⅰ 調査実施者（記入者）
- Ⅱ 調査対象者
- Ⅲ 現在受けているサービスの状況（在宅利用、施設利用）
- Ⅳ 置かれている環境等（家族状況、住宅環境、傷病、既往歴等）

【基本調査】
マークシートになっています。
1. 身体機能・起居動作
2. 生活機能
3. 認知機能
4. 精神・行動障害
5. 社会生活への適応
6. 過去14日間にうけた特別な医療
7. 日常生活自立度

【特記事項】
基本調査の項目ごとに手書きで補足するようになっています。

 ## 代行申請や認定調査をする人

代行申請や更新認定調査ができる人（事業所等）は、たくさんいて全部を覚えるのは難しいですよね。学習しはじめの方は、とりあえず「たくさんいる!」ということがわかればよいです。

申請は郵送受付もできるくらいなので、代わりに他の方がするのはもちろん可能。ただ、すべての介護サービス事業者ができるわけではありません。たとえば訪問介護の介護員が申請手続きをお願いされると「いま介護してるのに、できなくなる〜」ということが起こり得ます。なので、相談や支援業務を担う居宅介護支援事業者や地域包括支援センター、また介護保険制度のために作られた3つの介護保険施設などがあるわけです。地域密着型介護老人福祉施設は小規模な介護老人福祉施設ですよね（私はミニ特養と呼んでいます♪）。なので介護保険施設のサブ的な役割があると認識していると覚えやすいです。

なお、更新認定の調査も上記と同じところと、介護支援専門員の資格がある方に委託できます。

Point 6 要介護認定② 主治医の意見書・有効期間等

⦿ 要介護認定等基準時間の算定方法は、「1分間タイムスタディ・データ」による樹形モデルを用いる。
（×家庭で行われる介護時間）

⦿ 要介護認定等基準時間には、輸液の管理等の医療関連行為に要する時間は含まれる。（×含まれない）

⦿ 要介護認定等基準時間には、徘徊に対する探索が含まれる。
（×家族の介護力）

⦿ 要介護認定等基準時間の算定方法は、「特別な医療」に関
（×「特定疾病」 ×主治医の意見書の「移動」）
する項目から求められた時間を合算する。

⦿ 申請した被保険者の身体上・精神上の障害の原因である疾病・負傷の状況等について、主治医の意見を求めなければならない。
（×できるだけ求める）

⦿ 被保険者に主治医がいない場合には、市町村の指定する医師の診断を受けなければならない。（×都道府県）
➡ または、市町村職員である医師の診断を受けなければならない。

⦿ 要介護認定における主治医の意見書の項目には、心身の状態に関する意見がある。
（×社会生活への適応 ×認知症初期集中支援チームとの連携）
➡ 主治医の意見書の大枠は①傷病に関する意見、②特別な医療、③心身の状態に関する意見、④生活機能とサービスに関する意見、⑤特記すべき事項の5つに分かれている（P.35コラム「主治医の意見書の概要」参照）。

⦿ 主治医意見書の項目には、認知症の中核症状が含まれる。
（×含まれていない）

◉ 主治医意見書の項目には、医学的管理の必要性が含まれる。
　　　　　　　　　　　　　　（×介護の必要性）

◉ 主治医意見書における「医学的管理の必要性」の項目として、訪問薬剤管理指導が含まれる。
　（×訪問保清指導　×訪問飲水管理指導）

➡ 他にも訪問診療、訪問看護、訪問栄養食事指導、訪問歯科衛生指導など、すべて「医学的」なサービスであることがポイントである。

◉ 要介護認定に係る主治医意見書における「サービス提供時における医学的観点からの留意事項」の項目として、血圧、摂食、嚥下などがある。
　（×飲水　×排泄）

➡ それ以外に、「移動」、「運動」、「その他」がある。

◉ 要介護認定の認定または非該当の決定等は、申請日から30日以内に行わなければならない。
（×60日）

◉ 市町村は、申請をした被保険者が要介護者に該当しないと認めたときは、理由を付して通知するとともに、被保険者証を返付しなければならない。
　　　　　　　（×没収しなければならない）

◉ 認定の有効期間は、市町村が決定する。
　　　　　　　　　（×介護認定審査会）

◉ 新規認定の有効期間は原則6か月間であるが、市町村が
　　　　　　　　　　　　　（×12か月間）
介護認定審査会の意見に基づき必要と認める場合には、1年間の範囲内で定める期間とすることができる。
（×2年間）

➡ 新規認定は3か月間から12か月間の設定が可能である。

1 介護支援分野

- ⊙ 区分変更申請の場合の有効期間は、6か月間が原則である。
  (×12か月間)
  ➡ 区分変更は新規認定と同じ扱い。更新認定は原則12か月で3か月～24か月まで設定可能である。

- ⊙ 更新認定は、更新前の要介護認定の有効期間満了日の翌日までさかのぼって効力を生じる。(×有効期間満了日)

- ⊙ 認定を受けた被保険者は、有効期間満了日前でも、要介護状態区分変更の認定を申請することができる。
  (×できない)

- ⊙ 市町村は、職権により、有効期間満了前でも要介護状態区分の変更認定ができる。(×要介護度が重くなった場合の要介護状態区分)
  ➡ 市町村職権による区分変更認定ができるのは、要介護度が軽くなった場合である。

- ⊙ 職権による要介護状態区分の変更認定に必要な主治医意見書のための診断命令に被保険者が正当な理由なく従わないときは、認定を取り消すことができる。
  (×認定の有効期間を短くすること)

- ⊙ 被保険者が住所を移転した場合には、14日以内に届出を出す。(×要介護認定の判定をし直す)

- ⊙ 要介護者は、被保険者資格を取得した日から14日以内
  (×30日)
  に要介護認定の申請をしたときは、住所を移転しても改めて調査を受ける必要がない。
  (×認定)

要介護認定等基準時間

認定調査票の基本調査のみで要介護認定等基準時間は算出されます。

① 直接生活介助:入浴、排泄、食事等の介護
② 間接生活介助:洗濯、掃除等の家事援助等
③ 認知症の行動・心理症状関連行為:徘徊に対する探索、不潔な行為に対する後始末等
④ 機能訓練関連行為:日常生活訓練等の機能訓練
⑤ 医療関連行為:輸液の管理等の診療の補助等

この5分野の行為に、点滴の管理等の「特別な医療」に関連する項目の時間を合算して最終的な時間が算定されます。

主治医の意見書の概要

1. 傷病に関する意見
(1) 診断名　(2) 症状としての安定性
(3) 生活機能低下の直接の原因となっている傷病または特定疾病の経過および投薬内容を含む治療内容

2. 特別な医療 (過去14日間以内に受けた医療)
処置内容、特別な対応、失禁への対応など12項目

3. 心身の状態に関する意見
(1) 日常生活の自立度等
(2) 認知症の中核症状　(3) 認知症の周辺症状
(4) その他の精神・神経症状　(5) 身体の状態

4. 生活機能とサービスに関する意見
(1) 移動　(2) 栄養・食生活　(3) 現在あるかまたは今後発生の可能性の高い状態とその対処方針
(4) サービス利用による生活機能の維持・改善の見通し
(5) 医学的管理の必要性
(6) サービス提供時における医学的観点からの留意事項

5. 特記すべき事項

Point 7 要介護認定③ 介護認定審査会等

- 介護認定審査会は、市町村に設置される。
  （×都道府県）

- 介護認定審査会は、審査・判定を行った結果を市町村に通知する。
  （×申請者）

- 要介護認定の判定は、厚生労働大臣が定める客観的基準に基づき行われる。（×市町村）

- 介護認定審査会は、審査・判定に当たって必要があると認めるときは、被保険者、家族、主治医等の関係者から意見を聴くことができる。（×できない）

  ➡ それによって介護認定審査会の決議は中断となって認定が30日以内にできない場合は、その旨を被保険者に通知する。

- 介護認定審査会の委員の定数は、市町村の条例により定める。
  （×都道府県）

- 介護認定審査会の委員は、市町村長が任命し任期は原則
  （×都道府県知事）
  2年であり、委員には守秘義務が課せられている。
  （×3年）

  ➡ 委員の任期は、原則2年であるが、2年を超え3年以下の期間で、市町村が条例で定める場合にあっては当該条例で定める期間とする。

- 介護認定審査会の委員は、市町村長が任期付きで任命するが、再任することもできる。（×することはできない）

介護支援分野

⦿ 介護認定審査会の合議体を構成する委員の定数は、市町村が定める。　（×介護認定審査会）

→ 「介護認定審査会の委員の定数」というのは、その市町村のトータルの委員数である。「合議体」とは複数の構成員の合議によって、その意思を決定するチームのことで、介護認定審査会では原則5人（最低3人）の合議で審査・判定業務を行う。

⦿ 介護認定審査会は、高齢者介護に関する学識経験者によって構成される。　（×学識経験者と市町村の職員）

→ 「保健・医療・福祉に関する学識経験者」とも表現されるが、「高齢者介護に関わる専門家」とイメージしよう。また、審査判定の公平性を確保するために、原則として保険者である市町村職員以外の者を委員として委嘱する。

⦿ 介護認定審査会の委員には、必ず入れなければならない職種規定はない。　（×医師を任命しなければならない）

⦿ 介護認定審査会の合議体の議事は委員の過半数をもって決し、可否同数のときは合議体の長の決するところによる。　（×市町村長）

→ 合議体の長は、合議体を構成する委員による互選で決める。

⦿ 市町村は、認定に際してサービスの種類の指定権限を持つ。
（×介護認定審査会）

→ 被保険者の要介護状態の軽減または悪化を防止するため、特に療養上必要がある場合、介護認定審査会がサービスの種類指定の意見を市町村に出し、市町村が被保険者証に「サービスの種類の指定」を記載する。サービスの種類の指定がある場合、指定されたサービス以外のサービスは利用できなくなる。

⦿ 介護認定審査会は、認定調査票に特記事項が記載されている場合には、その内容も加味して審査する。
（×認定調査員に意見を聴かなければならない）

- ⊙ 要介護認定の認定調査の結果および主治の医師の意見書は、介護認定審査会に通知される。
  - 〔×市町村〕
  - ➡ 通知を基に介護認定審査会で審査をする。

- ⊙ 市町村が要介護認定を行ったときは、介護認定審査会の意見を被保険者に通知しなければならない。
  - 〔×介護支援専門員〕

- ⊙ 要介護者が住所を移転して、保険者たる市町村が変わる場合は、新しい市町村で要介護認定を改めて受ける必要がある。〔×ない〕
  - ➡ 認定とは、その保険者が「うちの市町村で介護保険を使ってサービスを受けられるよ」と認めることである。そのため、住所移転した際には、前の市町村の認定は消滅し、新しい市町村で定定を受ける必要がある。なお、移転前の市町村で発行された「受給資格証明書」を転入から14日以内に提出することで、あらためての審査・判定は不要である。

- ⊙ 要介護認定の広域的実施の目的は、介護認定審査会委員の確保、近隣市町村での公平な判定、認定事務の効率化などがある。
  - 〔×施設サービス利用の平準化と保険料の適正化の推進〕
  - ➡ 広域的実施とは、複数の市町村による共同設置、都道府県や他市町村への審査判定業務の委託、広域連合・一部事務組合の活用のこと。

- ⊙ 市町村から審査判定業務の委託を受けた都道府県は、介護認定審査会を設置することができる。
  - 〔×できない〕
  - ➡ 「都道府県介護認定審査会」も「複数の市町村による介護認定審査会の共同設置」も要介護認定等の広域的実施の1つである。その他、他の市町村への審査・判定業務の委託もできる。また、広域連合・一部事務組合の活用によっても実施できる。

- ⊙ 市町村は、都道府県介護認定審査会に認定調査および認定を委託することができない。〔×できる〕

- ⊙ 介護認定審査会は、複数の市長村で共同設置することができる。 ×できない

- ⊙ 市町村が共同設置した介護認定審査会の業務は、審査・判定である。 ×認定調査および審査・判定

  ➡「都道府県介護認定審査会」や「複数の市町村による介護認定審査会の共同設置」等はあくまで、審査・判定業務の委託である。そのため、それ以外の認定調査や認定は委託できない。

- ⊙ 市町村が介護認定審査会を共同で設置する場合は、審査・判定業務は共同で行うことができるが、認定調査や認定自体は各市町村で行う。 ×も委託することができる

- ⊙ 広域連合・一部事務組合が介護認定審査会を設置する場合は、認定調査や認定自体を広域連合・一部事務組合が行うことができる。 ×できない

  ➡ 広域連合・一部事務組合は、保険者であるため、認定調査および認定は、保険者の事務として行う。

要介護認定の3ステップ

要介護認定のプロセスは

① 情報収集（認定調査・主治医の意見書）
② 分析（介護認定審査会）
③ 決定（認定）

の3つに分けることができます。そのうち②の分析は専門家にしてもらいます（知識がない方が分析はできませんね）。なので、市町村は専門家にお願いをして②をやってもらっています。
例えるなら、主治医（市町村）が患者を診断するとき、①問診や診察（情報収集）をして、②採った組織を専門家に分析してもらい（介護認定審査会）、③診断する（決定・認定）という感じです。
なので、①と③は自己責任としています。
②は他に委託する（委託できる）ということです。

Point 8 審査請求（不服申立）

- 介護保険審査会は、都道府県に設置される。
  （×市町村）

- 介護保険審査会は、都道府県の附属機関である。
  （×国民健康保険団体連合会）

- 要介護認定に不服がある場合には、介護保険審査会が審理・裁決を行う。
  （×審査および要介護認定）

- 介護保険審査会の審理・裁決について都道府県知事の指揮監督を受けない。（×受ける）
  ➡ 中立性・公平性に基づき自らの判断と責任において執行するため、職務執行上の独立性において知事の指揮監督は受けない。

- 介護保険審査会の委員は、都道府県知事が任命する。
  （×市町村長）

- 介護保険審査会は、被保険者代表委員および市町村代表
  （×介護給付等対象サービス担当者代表）
  委員各3人と、3人以上の公益代表委員の三者構成により組織される。
  ➡ 介護保険審査会は、被保険者と市町村の間に入って審理・裁決を行っているので、それぞれの代表が出ている、と考えれば覚えやすい。公益代表とはどちら側でもない中立的な立場の方と押さえておこう。

- 介護保険審査会の委員の定数は、都道府県の条例で定める。
  （×市町村の条例）

- 介護保険審査会の委員の任期は、3年である。
  ➡ 再任も可能。 （×2年）

- ⊙介護保険審査会の会長は、**公益代表委員**から選出する。
  - ×保険者である市町村を代表する委員

- ⊙介護保険審査会の会長は、**公益代表委員**から選挙する。
  - ×被保険者代表委員
  - ➡ 公益代表委員のうちから委員が選挙する会長1人が置かれる。試験では「選出する」「選挙する」、どちらの表現も使われる。

- ⊙審査請求の審査のため**介護保険審査会**に合議体を設置する。
  - ×都道府県

- ⊙審査請求の審査は、**介護保険審査会**が指名する委員で構成される合議体で行われる。
  - ×都道府県
  - ➡ 介護保険審査会の委員は都道府県知事が任命するが、その中での合議体(チーム)は介護保険審査会が決めている。

- ⊙介護保険審査会は、**専門調査員**を置くことができる。
  - ×認定調査員

- ⊙介護保険審査会の専門調査員は、**保健・医療・福祉の学識経験者**のうちから**都道府県知事**が任命する。
  - ×介護支援専門員　×介護保険審査会
  - ➡ 審理・裁決を行う「委員」とは別に、要介護認定または要支援認定に関する処分に対する審査請求の事件に関し専門の事項を調査させるため、「専門調査員」を置いている。

- ⊙審査請求では、要支援認定に関する処分は、**対象となる**。
  - ×対象とならない

- ⊙審査請求では、要介護認定に関する処分は、**対象となる**。
  - ×対象とならない

- ⊙保険給付に関する処分または保険料その他介護保険法の徴収金に関する処分は、審査請求の**対象となる**。
  - ×対象とならない

- ⦿ 被保険者証の交付の請求に対する処分は、審査請求の対象となる。（×対象とならない）
  → 審査請求の対象となるのは、上記に挙げたものがすべてである。

- ⦿ 居宅介護支援の契約解除は、審査請求の対象とならない。
  （×対象となる）

- ⦿ 訪問介護の契約解除は、審査請求の対象とならない。
  （×対象となる）

- ⦿ 要介護認定の審査請求事件は、公益代表委員が取り扱う。
  （×市町村代表委員）
  → 審査請求事件数が多数に上ることも予想されることから、要介護認定等の審査請求事件は、公益代表委員3名からなる合議体において取り扱う。それ以外の審査請求事件については、会長を含む公益代表委員、被保険者代表委員、市町村代表委員、各3人で構成される合議体において取り扱う。

- ⦿ 被保険者は、処分のあったことを知った日の翌日から起算して3か月以内に、都道府県介護保険審査会に文書または口頭で審査請求をすることができる。
  （×1か月）
  （×文書のみ）

- ⦿ 被保険者証の交付の請求に関する処分の取消しの訴えの提起は、介護保険審査会の裁決後でなければならない。
  （×いつでもできる）
  → 「訴えの提起」とは、訴訟のことである。行政処分に対して不服がある際に、訴訟を起こすことは可能であるが、それは介護保険審査会の裁決後にできるということである。それを「審査請求前置」という。専門的機関が簡易・迅速に処理することで、裁判に至る事件の数を絞り込むために行う。しかし、審査請求後3か月を経過しても裁決がないとき等は、訴訟できる。

不服申し立て

審査請求＝不服申立（申し立て）のことです。
具体的には行政処分に対する不服（行政が決定したことに対する不満・苦情）があるときに行います。不服審査は、中立性・公平性の確保のため、専門の第三者機関である介護保険審査会が不服申立を受理し、審理（調べる）・裁決（どうするかを決定する）を行います。

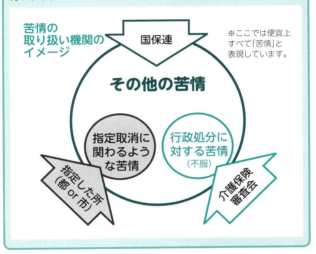

任期

介護保険のしくみの中には、①介護認定審査会、②介護保険審査会、③介護給付費等審査委員会などいろいろな会がありますね。それぞれ任期は、2年、3年、2年となっています。①と③は審査している数はとても多いですよね？ なので疲れるので2年。②は、①や③ほど審査数がないから、3年がんばれる！と覚えましょう！（本当じゃないですよ）

Point 9 保険給付の種類・介護報酬・会計

⦿ **市町村特別給付**とは、要介護者または要支援者に対し、
  (×介護給付 ×予防給付)
  市町村が独自に定める給付をいう。
  ➡ 市町村は第1号保険料を財源に、オリジナルのサービスをつくることができる。

⦿ 保険給付には、法定代理受領方式で現物給付化されるものがある。 (×償還払い)
  ➡ 一定の要件を満たしていることを条件に、市町村がサービスを受けた被保険者に代わって、サービス提供事業者にサービス利用に要した費用を支払うことにより、被保険者に保険給付を行ったものとみなすことを、法定代理受領方式という。また、そのように支払われた給付のことを、介護報酬という。ほとんどの給付は現物給付で、一部償還払いがある。

⦿ **短期入所サービス**におけるおむつ代は、給付である。
  (×特定施設入居者生活介護サービス) (×利用者が全額負担する)
  ➡ おむつ代が給付となるサービスは、①介護保険施設3種類、②「短期入所」とつくサービス4種類、③地域密着型介護老人福祉施設である。

⦿ 介護保険施設入所者の理美容代は、保険給付の対象とならない。(×なる)
  ➡ 理美容代は、日常生活費の一部であるため自己負担である。

⦿ 市町村の条例で区分支給限度基準額を上回る額を定めることができる。 (×下回る)
  ➡ 区分支給限度基準額の「上乗せ」という。

⦿ 施設介護サービス費に栄養管理は含まれる。(×含まれない)
  ➡ 施設サービスは、利用者の日常生活に必要な入浴、排泄、食事等の介護、相談および援助、機能訓練、健康管理および療養上の世話などをすべて行う。

◉保険給付を受ける権利は、差し押さえることができない。
〔×できる〕

➡ 利用者が確実に保険給付を受給できるように、その権利は、譲り渡したり、担保にしたり、差し押さえることができないようにされている。

◉厚生労働大臣は、介護報酬の算定基準の設定について、社会保障審議会の意見を聴かなければならない。
〔×介護給付費等審査委員会〕

➡ 社会保障審議会とは、厚生労働省に設置されている審議会のひとつであり、各種社会保障制度や人口問題等に関する事項を調査審議するところである。

◉被保険者が、緊急その他やむを得ない理由により、被保険者証を提示しないでサービスを受けた場合、特例居宅介護サービス費の支給対象となり得る。〔×なり得ない〕

➡ 「特例」という言葉がつくサービスとは、本来は給付として認めていないが、「特別の例外」として市町村が必要があると認めたときに支給される償還払いのサービスである。病院に被保険者証を忘れた場合、全額を支払って、後日戻ってくるのと同じである。

◉介護給付の種類として、特例地域密着型介護サービス費の支給がある。
〔×特例居宅介護福祉用具購入費〕
〔×特例居宅介護住宅改修費〕
〔×特例特定施設入居者生活介護サービス費〕

➡ その他、①特例居宅介護サービス費、②特例居宅介護サービス計画費、③特例施設介護サービス費、④特例特定入所者介護サービス費がある。

◉居宅介護支援は、基準該当サービスとして認められる。
〔×認められない〕

◉地域密着型介護老人福祉施設入所者生活介護は、基準該当サービスとして認められない。〔×認められる〕

➡ 基準該当サービスとは、法人格がないなど「指定の要件」の一部を満たしてないが一定の水準を満たしている場合、市町村が判断して「特例サービス」のひとつとして認められるサービスである。基準該当サービスには、医療系サービス、施設サービス、地域密着型サービスはない!と覚えよう。

- ◉ 基準該当サービスに関する基準は、厚生労働省令で定められている。 ×は定められていない
  → 基本となる基準は国が定め、それをもとに都道府県・市町村の条例に定められている。

- ◉ 法人格のない住民参加型非営利組織の事業者の場合も、基準該当居宅サービスとして特例居宅介護サービス費の支給対象となり得る。 ×なり得ない
  → 特例サービスの中の一つに「基準該当サービス」がある。基準該当サービス以外に①認定申請前に緊急その他やむを得ない理由によりサービスを受けたとき、②離島等における相当サービスを受けたとき、などが特例サービスにある。

- ◉ やむを得ない事由により介護保険からサービスを受けられない場合には、例外的に老人福祉法に基づく市町村の措置によるサービスが受けられる。
  ×契約
  → やむを得ない事由としては、①本人が家族等の虐待または無視を受けている場合、②認知症その他の理由により、意思能力が乏しく、かつ、本人を代理する家族等がいない場合等が想定されている。そのような状況においては、介護保険による契約は困難であるため、措置となる。

- ◉ 通所介護は、居宅介護サービス費等区分支給限度基準額 ×居宅療養管理指導
  が適用される。
  → 「区分支給限度基準額」とは、要介護区分ごとに何単位使えるかという上限額を表している。それが適用されないサービスは①居宅療養管理指導、②自宅ではない施設で生活するサービス、③福祉用具購入、④住宅改修、である。①は他のサービスで代えられない性質があり、サービスが必要であるにも関わらず単位数を気にして受けないことがないようにするため、②は施設等に入っている者のサービスをコスト換算しないため、③と④は独自の上限額がすでに設定されているため、である。

- 給付事由が第三者の加害行為による場合に、第三者から同一の事由について損害賠償を受けたときは、**市町村**は、賠償額の限度で保険給付の責任を免れる。〔×都道府県〕
  → 損害賠償にあたる費用を市町村が給付した場合には、市町村に委託された国民健康保険団体連合会が第三者行為求償事務として、第三者から損害賠償の徴収を行うことができる。

- 第1号被保険者に対し生活保護から介護扶助が行われた場合は、保険給付は**行われる**。〔×行われない〕
  → P.204「Point7 生活保護制度」参照。

- 介護保険に関する収入および支出については、特別会計を**設けなければならない**。〔×設けることが望ましい〕

- 介護保険事業の事務費は、**一般会計**によって賄わなければならない。〔×被保険者の保険料〕
  → 一般会計とはその財源が税金のみのもので、特別会計は税金以外の財源がある場合に設けなければならない独立した財布のことである。

- **特別会計**は、保険事業勘定と介護サービス事業勘定に区分する。〔×一般会計〕

- 特別会計の運営は、**介護保険法や地方自治法**などの諸規定に従って行う。〔×市町村条例〕

- 介護保険の会計は、**都道府県に委託することはできない**。〔×財政安定のため都道府県に委託することができる〕

- 介護保険の会計は、**町村であっても特別会計を設けなければならない**。〔×にあっては、一般会計の中で行うことが認められている〕

Point 10 利用者負担・低所得者対策・その他

⊙ 利用者負担は、原則1割の応益負担である。
（×所得に応じて負担額が決まる応能負担）
➡ 一定以上の所得者は2割負担となる。

⊙ 利用者負担は、原則として、居宅サービスの場合は定率1割、施設サービスの場合も定率1割である。
（×は定額）
➡ 居宅介護支援および介護予防支援は、自己負担はなく、10割が給付となる。

⊙ 震災で住宅等の財産が著しく損害を受けたときは、市町村は、1割の定率負担を免除することができる。
（×減額はできるが、免除はできない）
➡ 減額または免除ができる。状況により自己負担割合が変わる。

⊙ 施設サービスにおける食費は、利用者が負担する。
（×おむつ代）
➡ 居住費・滞在費、日常生活費、入退所の際の交通費も利用者が負担する。

⊙ 短期入所系サービスの滞在費は、自己負担である。
（×1割負担）
➡ 短期入所も施設サービスと同様の利用者負担である。

⊙ 居宅介護サービス計画費は全額保険から給付されるため、
（×居宅介護サービス費）
利用者負担が生じることはない。
➡ 「居宅介護サービス計画費」とは、居宅介護支援の給付のことである。

介護支援分野 1

⦿ 高額介護サービス費は**負担限度額**を超えた場合に給付さ
（×所得額にかかわらず一定の自己負担限度額）
れるもので、当該利用者については負担軽減が図られている。
➡ 1か月間に支払った介護費用（自己負担額）が、所得区分に応じた4段階の自己負担上限額を超えた場合、申請すると原則、償還払いで戻ってくる。

⦿ 高額介護サービス費は、**世帯単位**で算定する。
（×被保険者）

⦿ 高額介護サービス費の負担上限額は、**月単位**で定める。
（×年単位）

⦿ 生活保護受給者は、高額介護サービス費の支給の**対象となる**。（×対象とならない）

⦿ 高額介護サービス費の支給要件は、所得に応じて**政令**で定められる。（×条例）
➡ 政令とは、法に基づいて国が定める決まりごとである。

⦿ 住宅改修費の支給に係る利用者負担は、高額介護サービス費の支給の**対象とならない**。（×対象となる）
➡ 福祉用具購入費も対象とならない。

⦿ 特定福祉用具の購入に係る利用者負担は、高額医療合算介護サービス費の**対象とならない**。（×対象となる）
➡ 高額医療合算介護サービス費とは、介護サービス費と医療費を合わせたものが、世帯単位で年間一定額以上支払った場合に、償還払いで給付されるものである。

⦿ 指定介護老人福祉施設に入所する低所得の要介護者の**食費・居住費**の負担については、所得段階に応じた負担限
（×食費・居住費・日常生活費）
度額が設けられている。
➡ 全額自己負担である食費・居住費も、低所得者には一部「補足給付」がされる。それを「特定入所者介護サービス費」という。

- ⊙特定入所者介護サービス費の支給対象は、施設サービスのほか、**地域密着型介護老人福祉施設入所者生活介護、短期入所生活介護、短期入所療養介護**である。(×のみ)
  ➡ 対象は、おむつが給付されるサービスと同じである。

- ⊙特定入所者介護サービス費の対象者には、申請により「**介護保険負担限度額認定証**」が交付される。(×「暫定被保険者証」)
  ➡ 利用する施設にこの認定証を提示することで、現物給付として受けることができる。ただし、預貯金等が一定以上ある場合などには、対象とならない。

- ⊙社会福祉法人等による利用者負担額軽減制度の軽減対象は、介護費の1割分の利用者負担**並びに食費、居住費(滞在費)および宿泊費**である。(×のみ)
  ➡ 社会福祉法人等が提供するサービスにおいて、該当する低所得者に対して、自己負担額が軽減されるサービスである。該当者には「社会福祉法人等利用者負担軽減確認証」が交付され、原則として利用者負担の1/4(老齢福祉年金受給者は1/2)が軽減される。

- ⊙特定入所者介護サービス費支給後の利用者負担額については、社会福祉法人による利用者負担額軽減制度は**適用される**。(×適用されない)
  ➡ どちらのサービスも同時に利用することができる。

- ⊙居宅介護支援に係る利用者負担について、低所得者の**減免はない**。(×減免がある)
  ➡ 元々自己負担がないため、減免もない。

- ⊙介護保険施設の場合、利用者負担を受領するときは、領収書を**交付する**。(×交付する必要はない)
  ➡ すべてのサービスにおいて領収書は交付しなければならない。

介護支援分野

- 労働者災害補償保険法による療養補償給付は、介護保険給付に優先する。　×健康保険法による療養の給付

  → 介護保険の給付に優先するとは、お金の出処がそちらが優先するということである。介護保険より優先する法律は大きく分けると、①労働者災害補償保険法などの「労働災害に対するもの」、②国家公務員災害補償法や証人等の被害についての給付に関する法律などの「公務災害に対するもの」、③戦傷病者特別援護法などの「国家補償的なもの」である。「自分の努力とは別のところで被ったもの」とイメージするとよい。

- 原子爆弾被爆者に対する援護に関する法律により介護給付に相当する給付を受けているときは、一定の限度で介護保険の保険給付は行われない。
  ×介護保険から給付される

- 生活保護法は、介護保険の給付に優先しない。　×優先する

  → 生活保護には「他法優先の原理」があり、他のすべての法律から支払われて残った分に対して、生活保護から支払われる。

- サービス事業者の介護報酬の請求権の消滅時効は、2年である。　×5年

  → その他①償還払い方式による介護給付費の請求などの利用者が「保険給付を受ける権利」や②保険者が「徴収金を徴収する権利」などがあり、その消滅時効も2年である。

- 償還払い方式の場合の消滅時効の起算日は、利用者が介護サービスの費用を支払った日の翌日である。
  ×支払った日

- 介護保険料の督促は、時効中断の効力を生ずる。
  ×生じない

  → 通常、未納で2年経過すると時効となる。市町村からの督促があった場合は、督促を受けた翌日から起算して2年で時効となる。その督促の期間が時効中断の対象となるという意味。時効が成立すると、支払いはしなくてよいが、自己負担率が3割になったり、償還払いとなったりする。

Point 11 サービス提供事業者

- 病院が行う訪問リハビリテーションは、介護保険法上の指定申請の必要が<u>ない</u>居宅サービスである。
  （×ある）
  → 健康保険法による保険医療機関である病院・診療所は、居宅療養管理指導・訪問看護・訪問リハビリテーション・通所リハビリテーションについて、指定申請をしていなくても、指定があったとみなされる「みなし指定」が適用される（予防給付も含む）。それは、健康保険法ですでに指定を受けているため、一定の基準を満たしているからである。

- 診療所が行う訪問介護は、介護保険法上の指定申請の必要が<u>ある</u>居宅サービスである。
  （×ない）

- 保険薬局が行う居宅療養管理指導は、介護保険法上の指定申請の必要が<u>ない</u>居宅サービスである。
  （×ある）
  → 保険薬局は、居宅療養管理指導のみ、みなし指定がある。

- 介護老人保健施設は、<u>通所リハビリテーション</u>の指定の特例がある。（×訪問リハビリテーション）
  →「指定の特例」とは、「みなし指定」のことである。介護老人保健施設は、他に短期入所療養介護もある。

- 指定都市・中核市以外の市町村の長が指定する事業者が提供するサービスとして、<u>認知症対応型共同生活介護</u>、<u>定期巡回・随時対応型訪問介護看護</u>等がある。
  （×居宅療養管理指導、福祉用具貸与）
  → 指定都市・中核市とは、大きい市なので、都道府県と同様であると押さえておこう。

介護支援分野

- ◉ 指定居宅サービス事業者の指定は、<u>事業所</u>ごとに行う。（×事業者）
  → 事業者とはオーナーで、事業所は各店舗とイメージしよう。

- ◉ 指定居宅サービス事業者の指定の更新は、<u>都道府県</u>が行う。（×保険者）

- ◉ 居宅サービス事業者の指定は、<u>6年ごと</u>に更新を受けなければ、効力を失う。（×5年ごと）
  → 名称および所在地を変更するときは、都道府県知事に10日以内に届け出なければならない。

- ◉ 指定居宅サービス事業者の指定をしたときは、都道府県知事が名称などを<u>公示する</u>。（×公示するよう努める）
  → 取消しのときも公示する。

- ◉ 指定訪問介護事業者は、要介護認定を申請していない者については、<u>申請が行われるように必要な援助</u>を行わなければならない。（×申請代行）

- ◉ 指定訪問介護事業所の職員は、介護福祉士の資格を<u>有する者に限られない</u>。（×有しなければならない）
  → その他、実務者研修修了者、初任者研修修了者、旧課程介護職員基礎研修課程修了者、旧課程訪問介護に関する1級・2級課程修了者などがある。

- ◉ 居宅サービスに、<u>特定福祉用具貸与や福祉用具販売</u>は、含まれる。（×小規模多機能居宅介護や認知症対応型通所介護）

- ◉ 指定通所リハビリテーションには、利用定員が<u>定められている</u>。（×定められていない）
  → その他①事業の目的および運営方針、②従業者の職種・員数・職務の内容、③営業日・営業時間、④内容・利用料その他の費用の額、⑤実施地域、⑥留意事項、⑦非常災害対策、⑧その他運営に関する重要事項なども定める。

- 居宅介護支援事業者に対する勧告は、<u>都道府県知事</u>の業務である。　(×市町村長)

- 介護保険施設に地域密着型介護老人福祉施設は、<u>含まれない</u>。(×含まれる)
  → 介護保険施設は、①介護老人福祉施設、②介護老人保健施設、③介護療養型医療施設の3つのみである。これに必ず覚えておこう!

- 指定介護老人福祉施設は、<u>施設サービス</u>に含まれる。(×地域密着型サービス)
  → 施設サービスとは、3つの介護保険施設に入所すること。

- 介護保険施設は、<u>都道府県の条例</u>で定める員数の介護支援専門員を有しなければならない。(×厚生労働省令　×市町村の条例)

- <u>介護老人福祉施設</u>の指定を受けるためには、老人福祉法 (×介護老人保健施設) 上の特別養護老人ホームの設置認可を別途受けている必要がある。
  → 特別養護老人ホームは老人福祉法による老人福祉施設としての名称である。それが介護保険法で指定を受けることにより介護保険施設となり、その名称を介護老人福祉施設という。

- 介護老人福祉施設は、<u>都道府県知事</u>への届出により施設の廃止ができる。　(×市町村長)
  → 指定も更新も同様に。

- 指定介護老人福祉施設の施設長は、<u>社会福祉主事の要件を満たす者</u>などである。(×原則として、医師でなければならない)
  → その他①社会福祉事業に2年以上従事した者、②社会福祉施設長資格認定講習会を受講した者である。

- ◉ **介護老人保健施設**の管理者は、原則として、医師でなければならない。（×指定介護老人福祉施設）
  - ➡ P.169参照。

- ◉ 指定介護老人福祉施設の入所定員は、**30人以上**である。（×29人以下）
  - ➡ 29人以下は、地域密着型介護老人福祉施設である。

- ◉ 指定介護老人福祉施設は、協力病院を**定めておかなけれ**ばならない。（×定めておくよう努めなければ）

- ◉ 介護老人保健施設の開設許可は、**介護保険法**に基づき行われる。（×医療法）

- ◉ 介護老人保健施設の開設者には、**社会福祉法人**が含まれる。（×居宅介護支援事業者）
  - ➡ 国、都道府県や市町村などの地方公共団体、医療法人、国民健康保険組合、共済組合、国民健康保険団体連合会、地方独立行政法人、日本赤十字社など、たくさんの者が設置できる。

- ◉ 介護老人保健施設には、広告の**制限がある**。（×制限がない）

- ◉ 地域密着型介護予防サービスに、地域密着型介護老人福祉施設入所者生活介護は、**含まれない**。（×含まれる）
  - ➡ 予防給付における地域密着型のサービスは①介護予防認知症対応型通所介護、②介護予防認知症対応型共同生活介護、③介護予防小規模多機能居宅介護、の3種類のみである。

- ◉「**市町村**の条例で定める者」（×都道府県）でなければ、地域密着型介護予防サービス事業者の指定を受けることができない。
  - ➡ 事業者の基準等は、指定をする都道府県または市町村の条例に委任されている。複数の市町村を事業区域とする地域密着型サービス事業者であっても、指導・監督は市町村が行う。

介護支援分野

Point 12 国民健康保険団体連合会（国保連）

- 国保連は、市町村から委託を受けて行う居宅介護サービス費の審査および支払いを行うことができる。〔×できない〕

- 国保連は、市町村の委託を受けて、介護報酬の審査・支
  〔×都道府県〕
  払い業務を行っている。

- 国保連は、介護給付費請求書の審査を行うため、介護給付費等審査委員会を設置する。〔×介護認定審査会〕

- 介護給付費等審査委員会は、それぞれ同数の介護給付等
  〔×被保険者代表〕
  対象サービス担当者代表委員、市町村代表委員および公益代表委員により構成される。

  → 国保連は、市町村とサービス提供事業者の間に入って審査・支払い業務を行っているので、それぞれの代表が出ている！と考えれば覚えやすい。公益代表とはどちら側でもない中立的な立場の方と押さえておこう。

- 国保連は、介護給付費等審査委員会を設置し、委員は国保連が委嘱する。
  〔×都道府県知事が任命〕

- 国保連は、市町村から委託を受けたときの第三者行為求償事務を行う。〔×都道府県〕

- 国保連は、市町村から委託を受けて行う第三者に対する損害賠償金の徴収または収納を行う。〔×はできない〕

- 国保連は、損害賠償請求権に係る事務の市町村への委託はできない。〔×を行う〕

  → 市町村から委託を受けるのであって、市町村に委託をするのではない。

- 国保連は、介護サービス事業者の指定を行うことはできない。〔×できる〕
  ➡ 介護サービス事業者の運営をすることはできる。

- 国保連は、介護サービス事業者の指定取消しを行う権限は持たない。〔×を有する〕

- 国保連は、指定居宅サービス事業者に対する勧告はできない。〔×できる〕

- 国保連は、事業所に対する強制権限を伴う立入検査はできない。〔×できる〕

- 国保連は、介護サービス事業者に対する監督はできない。〔×できる〕

- 国保連は、広域保険者を監督できない。〔×できる〕

- 国保連は、介護サービス事業者に対し必要な指導および助言を行う。〔×命令〕
  ➡ 国保連は、介護サービス事業者に対する指定の取消しや監督や立入検査までの権限はなく、指導・助言レベルまでである。

- 国保連は、介護支援専門員の登録を行うことができない。〔×できる〕
  ➡ 介護支援専門員の登録は都道府県の役割である。

- 国保連は、利用者からの苦情を受け付け〔×市町村からの委託を受け利用者からの苦情を受け付け〕、サービス提供事業者に対する指導・助言を行う。〔×指導・助言および立入検査〕
  ➡ 中立性・公平性を確保するため、市町村からの委託ではなく国保連の独立した業務である。

- 国保連は、利用者から介護保険サービスに関する苦情があったときの事実関係の調査を行う。
  - ×市町村に委託する
  ➡ 国保連は苦情処理機関でもあるため、調査は行う（P.43コラム「不服申し立て」参照）。

- 書面による苦情申し立てが困難な場合は、国保連は、口頭による申出も受け付ける。
  - ×を受け付けることはできない
  ➡ 利用者からの苦情および不服申立などは、口頭でも可能である。

- 指定居宅介護支援事業者は、介護サービス事業者についての国保連への苦情の申し立てに関し、必要な援助を行わなければならない。
  - ×援助を行ってはならない

- 国保連は、指定介護予防サービス事業の運営をすることができる。×できない
  ➡ その他、指定居宅サービス事業、指定居宅介護支援事業、介護保険施設、指定地域密着型サービス事業などの運営をすることができる。

- 国保連は、市町村事務の共同電算処理を行う。
  - ×都道府県事務
  ➡ 事務の省力化、合理化を図るため、共通する事務の電算業務を行っている。

- 市町村に対する地域支援事業支援交付金の交付は、国保連の業務ではない。×である
  ➡ 地域支援事業支援交付金、介護給付費交付金は、社会保険診療報酬支払基金が保険者である市町村に交付する。

- 国保連は、指定居宅サービス等の質の向上に関する調査を行う。×行わない

column 国保連の役割

介護保険制度において、国や地方自治体以外の協力が不可欠で、国民健康保険団体連合会（国保連）もその重要な役割を担っています。国保連は、国民健康保険の保険者である市町村並びに国民健康保険組合が共同で事務を行うために、47の都道府県単位に設置された法人です。

主な会員が市町村であるため、国民健康保険以外にも、市町村等が行う事務の効率化を図るために、介護保険の事務、後期高齢者医療の事務、障害者自立支援事業の事務など市町村に関連するさまざまな業務をしています。

介護保険関連業務としては

① 介護給付費の審査・支払事業（介護給付費審査委員会の設置）
② 介護予防・日常生活支援総合事業の審査・支払事業
③ 第三者行為求償事務
④ 介護サービス相談
⑤ 苦情処理事業（調査・指導・助言）（介護サービス苦情処理委員会の設置）
⑥ 介護保険者事務共同電算処理
⑦ 介護給付適正化対策事業
⑧ 保険料の年金からの特別徴収経由機関業務
⑨ 介護保険事業の円滑な運営に資する事業（例：市町村からの委託を受けて、市町村事務の共同電算処理）

などがあります。また、介護サービス事業の運営をすることもできます。

あまりにいろんな業務をしているので、「国保連ってすごい機関だな〜。どうなってるんだー?」と思ってしまいますね♪

Point 13 介護保険事業計画

- 都道府県介護保険事業支援計画および市町村介護保険事業計画は、基本指針に基づき定めなければならない。
  （×条例で）

- 厚生労働大臣は、介護保険事業計画の基本指針を定め、またはこれらを変更するに当たっては、総務大臣その他関係行政機関の長に協議しなければならない。
  （×市町村長および都道府県知事）

- 厚生労働大臣は、基本指針を策定・変更の後は、これを
  （×都道府県）
  公表しなければならない。

- 国が定める基本指針には、地域支援事業の実施に関する基本的事項が含まれる。（×含まれない）

- 市町村介護保険事業計画および都道府県介護保険事業支援計画は、3年を1期として定める。
  （×1年 ×5年）

- 市町村は、市町村介護保険事業計画において保険料を定めてはいない。（×定めなければならない）
  ➡ 市町村は条例で、第1号被保険者の保険料を定めている。

- 市町村は、市町村介護保険事業計画を定める際には、「定めるべき事項」の部分に関しては、あらかじめ、都道府
  （×すべての部分に関して）　　　　　　　　　　　　　（×国）
  県の意見を聴かなければならない。
  ➡ 変更の際も同様に意見を聴かなければならない。

介護支援分野

- 市町村は、市町村介護保険事業計画を定める際には、あらかじめ、被保険者の意見を反映させるための措置をとることが必要である。 ×は必要ない

- 市町村介護保険事業計画は、要介護者等のサービス利用 ×都道府県介護保険事業支援計画 の意向等を勘案して作成される。

- 市町村は、市町村介護保険事業計画と市町村老人福祉計 ×高齢者居住安定確保計画 画を、一体のものとして作成しなければならない。 ×調和のとれたもの

- 都道府県介護保険事業支援計画は、都道府県老人福祉計 ×医療計画 画と一体のものとして、作成されなければならない。

- 都道府県介護保険事業支援計画は、医療計画とは整合性のとれたものとして、作成されなければならない。 ×一体のもの

- 都道府県介護保険事業支援計画は、都道府県地域福祉支援計画と調和の保たれたものとして作成されなければならない。 ×一体のもの

- 市町村介護保険事業計画では、医療との連携に関する事項を定めるよう努めるものとされている。 ×定める

- 市町村介護保険事業計画では、認知症対応型共同生活介 ×都道府県介護保険事業支援計画 護の必要利用定員総数を定めることとされている。

- 都道府県介護保険事業支援計画においては、介護保険施設のほか、入所系生活介護の種類別に必要入所定員総数その他のサービス量の見込みを定めることとされている。
　×短期入所生活介護や通所介護の必要定員総数

　➡ 入所系生活介護とは、介護専用型特定施設入居者生活介護、地域密着型特定施設入居者生活介護、地域密着型介護老人福祉施設入所者生活介護である。

- 都道府県介護保険事業支援計画では、介護支援専門員の資質の向上に資する事業を定めるよう努めるものとされている。　×定める

- 都道府県介護保険事業支援計画では、介護サービス情報の公表に関する事項を、定めるよう努めるものとされている。　×介護保険施設の種類ごとの必要入所定員総数

「定めるべき」「定めるよう努める」

市町村および都道府県の事業計画では、それぞれ「定めるべき事項」＝義務と、「定めるよう努める事項」＝努力義務に分かれています。
もちろん義務のほうが大事ですから、そちらを押さえましょう!
定めるものとは、それぞれの「数」になります。
表現としては、「必要利用定員総数」または「量の見込み」の2つです!
市町村：認知症対応型共同生活介護、地域支援事業、**地域密着型の施設、その他の介護給付等対象サービス**
都道府県：介護保険施設、介護専用型特定施設、**地域密着型の施設、その他の介護給付等対象サービス**

※太字は市町村・都道府県共通

基本指針と整合性

「医療介護総合確保促進法」に基づいて策定されている「総合確保指針」は、医療計画と介護保険事業(支援)計画の整合性を図るために作られました。厚生労働大臣は、その「総合確保指針」に即して介護保険の「基本指針」を作成してます。
その基本指針では、以下のものを定めることとしています。

① 介護給付等対象サービスを提供する体制の確保に関する事項
② 地域支援授業の実施に関する基本的事項
③ 市町村介護保険事業計画の作成に関する事項
④ 都道府県介護保険事業支援計画の作成に関する事項
⑤ その他介護保険事業に係る保険給付の円滑な実施を確保するために必要な事項

この「**基本指針**」に基づいて、市町村および都道府県は事業(支援)計画を作成しています。図に示すように、都道府県計画・市町村計画・医療計画とは、「**整合性の確保**」がされています。

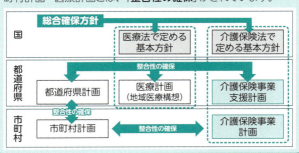

「一体」と「調和」

介護保険事業(支援)計画(市町村・都道府県ともに)は、**老人福祉計画**と「**一体**」として作成されます。その他、上のコラムの**整合性の確保**が必要な計画(医療計画・市町村計画・都道府県計画)があり、それ以外のすべての計画とは「**調和**」が保たれていることが必要です。「整合性」「一体」「調和」、この3つのキーワードは、しっかり押さえておきましょうね。

介護支援分野

Point 14 介護サービス情報の公表

- ⊙介護サービス情報の公表は、**利用者のサービス選択に資する**ために行う。（×事業者の）
  ➡ 利用者の事業所選択を支援するために、日本全国の介護サービス事業所の情報をインターネット等により公表するしくみである。

- ⊙介護サービスを行う事業者・施設は、介護サービスの提供を開始しようとするとき、介護サービス情報を**都道府県知事**に報告**しなければならない**。（×市町村）（×することが望ましい）

- ⊙**都道府県知事**（×市町村長）は、報告内容の調査事務をあらかじめ指定を受けた**指定調査機関**に行わせることができる。（×指定情報公表センター ×附属調査機関）

- ⊙指定情報公表センターの指定は、**都道府県**が行う。（×市町村）

- ⊙介護サービス情報の公表は、**都道府県または指定情報公表センター**が行う。（×市町村 ×指定調査機関）

- ⊙介護サービス情報の調査事務は、**都道府県または指定調査機関**が行う。（×市町村）（×指定情報公表センター）

- ⊙指定地域密着型サービス事業者は、介護サービス情報を**都道府県知事**に報告しなければならない。（×市町村長）

- ⊙居宅介護支援は、公表の対象**に含まれる**。（×から除かれる）

- 指定調査機関の調査員は、調査員養成研修の課程を修了し、都道府県知事が作成する調査員名簿に登録されている者でなければならない。（×であることが望ましい）

  ➡ 都道府県知事は、登録した際には調査登録証明書を作成し、調査員に交付しなければならない。また、指定調査機関および指定情報公表センターの職員は、守秘義務を課せられるとともに、刑法その他の罰則の適用については、公務に従事する職員とみなされる。

- 地域密着型サービスに係る情報の公表は、**都道府県または指定情報公表センター**が行う。（×市町村）

- 介護サービスの公表されるべき項目に、苦情対応の取組状況は**含まれる**。（×含まれない）

- 公表する介護サービス情報には、事業所の運営方針が**含まれる**。（×含まれない）

  ➡ その他公表されるべき項目として、「サービスの内容・提供実績」、「事業所の運営方針」、「職員研修の実施状況」、「個人情報のために講じている措置」、「質の確保のために講じている措置」、「利用者の権利擁護のために講じている措置」、「相談・苦情等の対応のために講じている措置」、「安全管理および衛生管理のために講じている措置」、「介護サービスの内容の評価・改善等のために講じている措置」、「適切な事業運営確保のために講じている措置」など多数ある。

- **都道府県知事**は、必要があれば、報告された内容が事実（×国民健康保険団体連合会）かどうかを調査しなければならない。

- **都道府県知事**は、介護サービス事業者が介護サービス情報を報告しなかった場合、期間を定めて、報告することを命令することができる。（×都道府県知事および市町村長）

  ➡ すべての事業者に対して、都道府県知事が命令することできる。

- 介護サービス事業者が情報公表のための報告等の命令に従わないときは、**指定の取消しもあり得る**。（×指定が取消されることはない）

介護支援分野

- 指定地域密着型サービス事業者が報告等の命令に従わない場合、都道府県知事は指定の取消しを行うことができない。〔×できる〕

  ➡ 地域密着型サービスに対しては、命令に従わない旨を市町村長に通知し、市町村長が指定の取消しを行う。

- 都道府県知事は、任意報告情報について公表を行うよう〔×市町村長〕配慮する。〔×にしなければならない〕

- 指定情報公表センターで行う情報公表にかかる手数料は、地方自治法の規定に基づいて、徴収できる。〔×介護保険法〕〔×できない〕

- 指定調査機関は、調査を受ける事業者から調査手数料を徴収できる。〔×できない〕

  ➡ 地方自治法に基づいて、都道府県から委託を受けて徴収できる。

- 指定情報公表センターは、情報公表事務に係る手数料を徴収できる。〔×できない〕

  ➡ 地方自治法に基づいて、都道府県から委託を受けて徴収できる。

- 指定情報公表センターは、各都道府県に1か所を指定することが適当である。〔×複数個所〕

報告内容

基本情報……… 事業所・施設を構成する客観的な事実。
運営情報……… 事業所の管理運営体制や利用者への権利擁護の取組み、サービスの質の確保にかかる取組みなど。
任意報告情報… 都道府県が独自に項目を設定し報告までは義務付けていない。都道府県は、公表するように配慮する。内容は、①「介護サービスの質に関する情報」として、要介護度の改善状況や外部機関の評価など、②「介護サービス従事者に関する情報」として、勤務時間・福利厚生体制・賃金体系・休暇の取得状況・離職率等に関わる情報等がある。

主体は都道府県

情報の公表制度は、すべて都道府県の管轄になります。
事業者には、市町村が指定するところと、都道府県が指定するところがありますが、情報の公表に関しては、指定しているかどうか関係なく、都道府県がすべて統括して管理をしています（業務は、都道府県から指定を受けた指定調査機関・指定情報公表センターが行うことができます）。
なので、もし報告に従わなかった場合に、命令なども都道府県がすべて行います（命令は本来、指定したところがしてましたね）。
市町村が指定している事業者に対して、都道府県が命令をしてそれに従わなかった場合、取消しや効力の一部停止などが適当であると認めるときは、市町村にその旨を通知して、市町村が実際の監督業務としてそれを行います。

報告義務の免除

情報の公表のための報告は、ほとんどの事業者が行いますが、免除される事業者もあります。

◎前年度の介護報酬実績が100万円以下の事業所
◎介護予防支援・居宅療養管理指導などいくつかのサービス

Point 15 保険財政

⊙介護保険の財源は、社会保険料と公費で賄われる。
（×保険料のみ）

⊙第1号被保険者の保険料は市町村が定め、第2号被保険者の保険料は医療保険者が算出する。
（×広域的に都道府県が定める）

⊙第1号被保険者に係る保険料率を決定する際、都道府県の意見を聴く。（×承認を必要とする）

⊙第1号被保険者の保険料率は、各市町村のサービス供給見込量等を踏まえて、3年ごとに設定しなければならない。
（×毎年）

⊙第2号被保険者負担率は、国が定める。
（×医療保険者 ×市町村）

⊙第1号被保険者と第2号被保険者の保険料負担の按分割合は、3年ごとに見直される。
（×2年ごと）

→ 按分割合とは、負担を何割にするかということ。平成27～29年度は、第1号保険料は22%、第2号保険料は28%である。

⊙第2号被保険者の保険料については、健康保険の加入者の場合、事業主負担がある。（×国民健康保険）

→ 保険料の2分の1を、被用者保険加入者は事業主が負担、国民健康保険は国が負担。

- 第2号被保険者に係る保険料で負担するものには、**施設等給付費や介護予防事業に要する費用**などがある。
  - ×財政安定化基金の財源　×包括支援事業に要する費用
  - ×市町村特別給付に要する費用

- 市町村特別給付に要する費用は、**第1号被保険者**の保険料で賄われるのが原則である。　×第2号被保険者

- **普通徴収**とは、市町村が被保険者に対して納入の通知を（×特別徴収）することによって、直接徴収する方法をいう。

- 市町村は、条例により一定の場合に、第1号被保険者のほか、世帯に属する者に対しても過料を科す規定を設けることが**できる**。×できない
  - ⇒ 世帯主にも過料を科すことができる。

- 第1号被保険者の保険料に係る特別徴収は、**年金保険**の保険者が行う。×医療保険

- 厚生年金は、第1号被保険者の保険料に係る特別徴収の**対象となる**。×対象とならない
  - ⇒ 国民年金も対象である。

- 第1号被保険者の保険料は、原則として、被保険者の負担能力に応じた**9段階**の定額保険料となっている。×6段階

- 所得段階別定額保険料の所得区分は原則9段階とされているが、**市町村**の条例でさらに細分化することができる。×都道府県

- 第1号被保険者と第2号被保険者の一人当たりの平均保険料**を同じ水準とする考え方**がとられている。×は、全く同じである

- 保険料を滞納した場合には、市町村は保険給付の支払の一時差止を行うことが**できる**。 ×はできない

- 市町村は、特別な理由がある者に対し、条例により、保険料の**減免や徴収猶予**を行うことができる。
  ×全額免除

- 普通徴収による介護保険料は、市町村から委託を受けたコンビニエンスストアで支払うこと**もできる**。 ×はできない

- 生活保護の被保険者の保険料は原則として、基準額の**0.45倍**である。
  ×0.5倍
  → 平成29年4月から0.3倍となる予定だったが、消費税の増税延期のため、保険料の基準額も現行のままである。

- 第2号被保険者の保険料負担分は、社会保険診療報酬支払基金から各**市町村**に介護給付費交付金として交付される。 ×都道府県

- 医療保険者は、第2号被保険者の保険料を**社会保険診療報酬支払基金**に納付しなければならない。 ×市町村

- 社会保険診療報酬支払基金は、市町村に対し**地域支援事業支援交付金**を交付する。 ×調整交付金

- 介護給付費・地域支援事業支援納付金は、**第2号被保険者**の保険料で賄われる。 ×第1号被保険者

- 年金保険者は、第1号被保険者の保険料を**市町村**に納入しなければならない。 ×国民健康保険団体連合会

- 調整交付金は、**市町村の財政力に応じて傾斜的に**交付される。 ×すべての市町村に一律に

- ⊙ 調整交付金は、各市町村の<u>第1号被保険者</u>の所得の分布状況等を勘案して交付される。〔×第2号被保険者〕

- ⊙ 調整交付金による財政格差の調整には、災害時の保険料減免<u>も含まれる</u>。〔×は含まれない〕
  → 「想定内」の不足金は、調整交付金から支払われ、「想定外」の不足金は、財政安定化基金から支払われるとイメージしよう。

- ⊙ 通常の努力を行ってもなお生じる保険料収納率の低下により、予定していた保険料収納額に不足が生じた場合には、<u>財政安定化基金</u>から交付金を受けることができる。〔×調整交付金〕

- ⊙ 財政安定化基金の財源は、国、都道府県および市町村がそれぞれ<u>3分の1</u>ずつ負担する。〔×財政力に応じて〕

- ⊙ 財政安定化基金の財源は、第2号被保険者の保険料は<u>充当しない</u>。〔×充当する〕
  → 財政安定化基金の市町村負担分は、第1号被保険者の保険料である。

- ⊙ 給付費増大により市町村の介護保険財政に不足が見込まれる場合に、財政安定化基金から必要な額を<u>貸し付ける</u>。〔×交付する〕

- ⊙ 保険料未納による収入不足が見込まれる場合に、その2分の1を基準として財政安定化基金は交付金を<u>交付する</u>。〔×貸し付ける〕

- ⊙ 財政安定化基金から資金の貸付けを受けた市町村は、貸付けを受けた期の次の期の事業計画期間において、<u>3年間の分割</u>で返済する。〔×計画期間の終了年度末に一括して〕

Point 16 地域包括支援センター・地域支援事業

- 地域包括支援センターは、**包括的支援事業**を行う施設である。（×居宅介護支援）

  → 包括的支援事業と介護予防支援を行う。また、他の地域支援事業を行うこともできる。地域支援事業と介護予防支援は、連続性および一貫性を持った支援を行うよう配慮する。

- 社会福祉法人や医療法人は、地域包括支援センターを**設置できる**。（×設置できない）

  → その他、市町村、公益法人、老人介護支援センターの設置者等も設置できる。

- 地域包括支援センターが担当する区域における第1号被保険者の数おおむね**3,000人以上6,000人未満**の区分（×1,000人以上3,000人未満）を基本にして、配置すべき人数の数が設定されている。

  → この被保険者数における配置すべき常勤の職員は、原則として保健師その他これに準ずる者1人、社会福祉士その他これに準ずる者1人、主任介護支援専門員その他これに準ずる者1人となっている。

- 地域包括支援センターの業務として、**地域ケア会議の開催、第1号介護予防支援事業の実施**などがある。
（×居宅介護支援事業者開設の許可　×介護・医療連携推進会議の開催）

  → 第1号介護予防事業は「介護予防ケアマネジメント」ともいい、「要支援者」および「基本チェックリスト該当者」に対しての介護支援を行う。その他、要介護認定の申請代行や、居宅サービス計画・施設サービス計画の検証なども行う。

- 地域包括支援センター運営協議会は、地域包括支援センターの適切、公正および中立な運営を確保することを目的に、原則として、**市町村**ごとに設置される。
（×地域包括支援センターごと　×都道府県ごと）

  → 事業者・関係団体・被保険者等により構成される。

- ◉ 地域包括支援センター運営協議会は、事業者に対して勧告する**権限はない**。 ×権限を有する

- ◉ 地域支援事業の必須事業には、**介護予防・日常生活支援総合事業**と**包括的支援事業**がある。 ×家族介護支援事業 ×介護給付費等費用適正化事業
  ➡ 2017年度末までにすべての市町村が「介護予防事業」から「介護予防・日常生活支援総合事業」に移行する。現在はどちらもある。

- ◉ 包括的支援事業は、**第1号被保険者と第2号被保険者**を対象とする。 ×第1号被保険者のみ

- ◉ 包括的支援事業の事業として、**総合相談支援、権利擁護、包括的・継続的ケアマネジメント支援**などがある。 ×第1号訪問事業、介護予防リハビリマネジメント
  ➡ 上記3つ以外に、①介護予防ケアマネジメント、②在宅医療・介護連携推進事業、③認知症総合支援事業、④生活支援体制整備事業の計7つがある。②~④は、2015年の法改正で追加となったものである。

- ◉ 包括的支援事業のうち、地域包括支援センター以外に委託できる事業は、**認知症総合支援事業と在宅医療・介護連携推進事業**である。 ×総合相談支援事業 ×権利擁護事業
  ➡ 「生活支援体制整備事業」も地域包括支援センター以外に委託できる。2015年の法改正で追加となった3つが委託できる事業である。

- ◉ 地域支援事業の包括的支援事業では、被保険者を対象に**虐待の防止および早期発見**を行う。 ×家族に対して介護方法の指導 ×定期巡回・随時対応型訪問介護看護

- ◉ 介護予防・日常生活支援総合事業は、「**介護予防・生活支援サービス事業**」と「**一般介護予防事業**」に大きく分けられる。 ×包括的支援事業の一部である ×第1号生活支援事業と第2号生活支援事業がある
  ➡ 「介護予防・生活支援サービス事業」は、訪問や通所などの利用者に対する直接的なサービスを指し、「一般介護予防事業」は、介護予防把握や地域リハビリテーション活動支援など体制を整備する間接的なサービスだとイメージしよう!

- ◎介護予防・日常生活支援総合事業は、市町村の事業であるが、委託することができる。
  （×り、委託することはできない）
  → 地域包括支援センター等、厚生労働省で定める者に委託できる。

- ◎予防給付によって生活機能が改善し、非該当になった場合は、介護予防・日常生活支援総合事業の対象となる。
  （×地域支援事業の対象から除かれる）
  → 要支援となるおそれの高い状態にある者も対象となる。

- ◎第2号被保険者は、一般介護予防事業の対象者とはならない。
  （×対象者となる）
  → 「介護予防・生活支援サービス事業」の対象者は、要支援者および基本チェックリスト該当者(事業対象者)である。「一般介護予防事業」の対象者は、第1号被保険者とその支援のための活動に関わる者である。

- ◎介護予防の基本チェックリストに「預貯金を出し入れしていますか。」や「15分位続けて歩いていますか。」という質問項目がある。
  （×調理ができますか。）
  （×部屋の掃除ができますか。）
  → P.244巻末付録参照。

- ◎介護予防・日常生活支援総合事業は、配食、見守りなどによる日常生活支援が想定されている。（×は含まれない）

- ◎介護予防・生活支援サービス事業の第1号訪問事業については、利用料を請求できるものもある。
  （×請求できない）
  → 直接的なサービスである介護予防・生活支援サービス事業には4種類あり、①第1号訪問事業、②第1号通所事業、③第1号生活支援事業、④第1号介護予防支援事業、である。すべて第1号という言葉がつく。ちなみに第2号というものはない。

- ◎介護予防・日常生活支援総合事業における介護予防ケアマネジメントは、地域包括支援センターが行う。
  （×医療機関）

- 一般介護予防事業の種類として、「**介護予防把握事業**」や「**地域リハビリテーション活動支援事業**」などがある。
  (×介護予防住宅環境整備事業　×家族介護支援事業)
  → 間接的なサービスとして5種類あり、その他①介護予防普及啓発事業、②地域介護予防活動支援事業、③一般介護予防事業評価事業がある。

- 介護給付等費用適正化事業の内容には、ケアプランの点検が**含まれる**。(×含まれない)
  → 任意事業の1つである。

- 地域ケア会議の機能として、**個別課題の解決、地域課題の発見、政策の形成**などがある。
  (×措置入所の判定、成年後見の申立て)

そもそも地域支援事業って？

2000年に介護保険がスタートしてしばらくすると、認定者がどんどん増え、それに伴い給付費も増大して、お金が足りなくなり、介護保険制度が破綻しそうになりました。そこで、介護状態になってからでは遅い！ 予防が大事だ！ ということで、2006年に介護保険は予防重視型にフルモデルチェンジをしました。
そのときにできたのが地域支援事業であり、その中核を担う地域包括支援センターです。

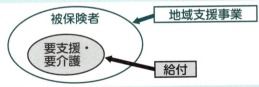

この図のように、地域支援事業は被保険者全体にアプローチします。①高齢者が介護状態になることを予防したり（介護予防事業）、②すべての人へのケアの質が上がるような支援（包括的支援事業）をメインの柱として運営されていました。
しかし、新たな問題や落とし穴もあり、介護予防事業は「介護予防・日常生活自立支援事業」へ、包括的支援事業もより内容を充実させ、バージョンアップしていっているのです。

Point 17 【給付】介護支援①
居宅介護支援

- 利用者は、居宅介護サービス計画費を現物給付として受けるためには、あらかじめ、居宅介護支援を受ける旨を<u>市町村</u>に届け出る必要がある。
（×地域包括支援センター）

- 指定居宅介護支援事業者は、償還払いとなる利用者には、<u>指定居宅介護支援提供証明書</u>を交付する。
（×居宅サービス計画書）

  ➡ 居宅介護支援を受ける旨を市町村に届け出ていない場合や、保険料滞納などがあった場合などに、現物給付が償還払いとなる。その際に、利用者は「指定居宅介護支援提供証明書」と「領収書」を保険者に添付して償還払い申請を行う。ちなみに、介護支援以外のサービスの場合は、サービス提供事業者が「サービス提供証明書」を利用者に交付する。

- 指定居宅介護支援事業者は、あらかじめ<u>利用者の同意を得た上でなければ</u>、居宅介護支援を開始してはならない。
（×居宅サービス計画原案を交付していなければ）

- 指定居宅介護支援事業者は、<u>あらかじめ、運営規定の概要その他の利用申込者のサービスの選択に資すると認め</u>
（×開始後、介護支援専門員の専門的判断を尊重すべき旨の）
<u>られる重要事項</u>を記した文書を交付して説明を行い、文書で利用者の同意を得なければならない。

  ➡ 「利用申込者のサービスの選択に資すると認められる重要事項」とは、①介護支援専門員の勤務体制、②秘密保持、③事故発生時の対応、④苦情処理の体制等である。

- ◉居宅サービス計画の作成依頼者が他の指定居宅介護支援事業者にもあわせて居宅介護支援の依頼を行っていることが明らかな場合には、指定居宅介護支援事業者は作成を拒むことができる。〔×拒むことができない〕
  → 居宅介護支援は1か所からしかサービスを受けることができないため、他にも依頼している場合は、提供拒否が可能。他に提供拒否の正当な理由として、①事業所の現員から利用申し込みに応じきれない場合、②利用申し込み者の居住地が当該事業所通常の事業の実施地域外である場合、がある。

- ◉居宅介護支援をする介護支援専門員は、初回訪問時または利用者もしくはその家族から求められたときには、身分を証する書類を提示しなければならない。
  〔×提示するよう努めなければならない〕

- ◉利用者の日常生活全般を支援する観点から、地域住民の自発的な活動によるサービスを居宅サービス計画上に位置づけるよう努めなければならない。
  〔×優先的に盛り込まなければならない〕
  → ボランティアなど。

- ◉指定居宅介護支援事業者は、利用の申し込みがあった場合には、その者の提示する被保険者証によって、申し込〔×市町村に〕み者の被保険者資格の確認を行わなければならない。
  → その他、要介護認定の有無および要介護認定の有効期間も確認を行わなければならない。

- ◉指定居宅介護支援事業者は、利用申し込み者が要介護認定を受けていないことを確認した場合は、当該利用申し込み者の意思を踏まえて速やかに当該申請が行われるよう必要な援助を行わなければならない。
  〔×要介護認定の申請の代行を行わなければならない〕

- ◉居宅サービス計画の原案段階で、利用者およびその家族の生活に対する意向は含める。〔×含めない〕

介護支援分野

- 居宅サービス計画は、作成依頼者の立場に立ち、その利益を最大限に生かすため、**利用者のニーズ**を満たすように作成することが原則である。(×区分支給限度基準額)

- 居宅サービス計画書には、標準様式が**示されている**。
  (×示されていないのは、介護支援専門員の専門的判断と裁量を尊重するためである)

  → 介護予防サービス計画書および施設サービス計画書も、同様に全国一律の様式である。

- 居宅サービス計画には、**短期目標も長期目標も**記載する。
  (×短期目標か長期目標かどちらか一方を)

- 介護支援専門員は、要介護度の変化があれば、**本人の同意を得た上で区分変更の申請を援助する**。
  (×認定調査員に再調査を依頼する)

- 在宅ターミナル期の居宅サービス計画は、**介護支援専門員**が作成する。(×医療職の介護支援専門員)

- 生活保護受給者のケアプラン作成は、**指定介護機関である居宅介護支援事業所の介護支援専門員**が担当する。
  (×福祉事務所の現業員)

- 課題分析標準項目には、**ADLとIADL**が含まれる。
  → P.246巻末付録参照。(×利用者および家族の生活に対する意向)

- 居宅介護支援における介護支援専門員の行う課題分析は、他に**委託することができない**。(×委託することができる)

- 居宅介護支援のアセスメントは、**利用者の有する能力や置かれている環境等を評価する**。
  (×居宅サービス原案を示しながら行う)

- サービス担当者会議において利用者の家族の個人情報を用いる場合は、指定居宅介護支援事業者は、その家族の同意を文書で得ておかなければならない。(×利用者の同意)

- 居宅サービス計画原案について利用者が了解した場合、サービス担当者会議の開催をしなければならない。(×開催は不要である)

- 介護支援専門員は、サービス担当者会議を主宰する。(×にできるだけ参加する)

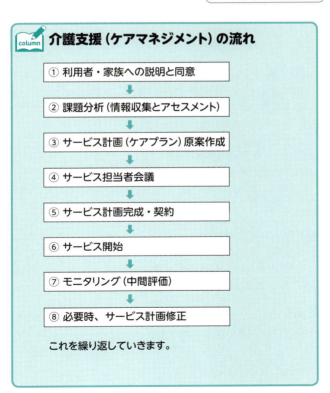

column 介護支援（ケアマネジメント）の流れ

① 利用者・家族への説明と同意
↓
② 課題分析（情報収集とアセスメント）
↓
③ サービス計画（ケアプラン）原案作成
↓
④ サービス担当者会議
↓
⑤ サービス計画完成・契約
↓
⑥ サービス開始
↓
⑦ モニタリング（中間評価）
↓
⑧ 必要時、サービス計画修正

これを繰り返していきます。

Point 18 【給付】介護支援② 居宅介護支援

- ⊙居宅サービス計画に係るモニタリングは、居宅サービス計画原案の作成には、**不要である**。（×不可欠である）
  ➡ モニタリングは実施後の評価であるため、原案作成には用いない。

- ⊙居宅サービス計画に係るモニタリングは、居宅サービス計画の実施状況等を把握するものなので、本来、利用者側の特段の事情のない限り、必要に応じて**月1回以上**、行われるものである。（×定期的に）
  ➡ 原則、居宅にてモニタリングを行い、その内容も記録する。

- ⊙居宅サービス計画に係るモニタリングは、介護支援専門員が責任を持って面接するもので、指定居宅サービス事業者等からの連絡**も含まれる**。（×は含まれない）
  ➡ サービス事業者は月1回以上報告する。

- ⊙居宅サービス計画に係るモニタリングには、利用者についての継続的なアセスメントを**含む**。（×含まない）
  ➡ 他に、目標達成の状況把握などを含む。必要に応じて、居宅サービス計画の変更も行う。

- ⊙居宅サービス計画のモニタリングでは、**利用者**との面接を実施しなければならない。（×同居家族がいる場合は、家族）
  ➡ 利用者およびその家族、指定居宅サービス事業者等とは、連携を継続的に行うこととされる。

- ⊙居宅サービス計画には、モニタリング標準項目**というものはない**。（×が厚生労働省から提示されている）

- ◉居宅介護支援事業者は、**居宅介護支援台帳**を整備しなければならない。　×サービス提供記録

  → サービス提供記録は、サービス提供事業者が残す記録である。

- ◉居宅介護支援事業者は、事故の状況およびその処置についての記録は、**完結の日から2年間**保存しなければならない。　×5年間　×サービス開始後2年間

  → 記録したものはすべて、完結の日から2年間保存する。

- ◉居宅サービス計画のモニタリングの結果は、少なくとも**1か月に1回**記録しなければならない。
  ×3か月に1回　×定期的に

  → その他記録すべきものとして①介護支援に関すること、②市町村への通知、③サービス事業者との連絡調整、④苦情の内容、⑤事故の状況、⑥会計などあるが、何でも記録には残す!と押さえておこう。

- ◉指定居宅介護支援事業所の管理者は、**介護支援専門員でなければならない。**　×介護支援専門員以外でもよい

- ◉指定居宅介護支援事業所の管理者は、**常勤**でなければならない。　×が望ましい

  → すべての事業所の管理者は常勤でなければならない。

- ◉指定居宅介護支援事業所の管理者は、介護支援専門員の職務に従事することは**できる。**　×できない

  → 管理者は、介護支援専門員の職務と兼務できるため、居宅介護支援事業所は1人開業が可能である。

- ◉居宅介護支援事業者は、**管理者および1名以上の介護支援専門員**を置かなければならない。　×サービス提供責任者

- ◉指定居宅介護支援事業所の管理者は、当該事業所の営業時間中は、**連絡が取れるようにしておく。**
  ×常駐しなければならない

1 介護支援分野

- ◉居宅サービス計画に訪問看護を位置づける場合には、主治の医師等の指示が必要である。
  （×訪問介護）
  ➡ 医療系サービスを居宅サービス計画に位置づける場合には、主治の医師等の指示が必要。また、利用者が医療系サービスを希望している場合には利用者の同意を得て主治の医師等の意見を求めなければならない。

- ◉居宅サービス計画に短期入所生活介護を位置づける場合は、原則として利用する日数が要介護認定有効期間のおおむね半数を超えないようにしなければならない。
  （×月の半分）
  ➡ この目安を超えて利用が特に必要と認められる場合には、これを上回る日数を計画に位置づけることも可能。

- ◉居宅サービス計画に福祉用具貸与を位置づける場合は、当該計画にそれが必要な理由を記載しなければならない。
  ➡ 福祉用具販売も同様である。（×記載するよう努める）

- ◉指定居宅介護支援事業者は、利用者からの苦情に係る改善内容を、国民健康保険団体連合会からの求めがあった場合には、国民健康保険団体連合会に報告しなければならない。（×その都度）

- ◉居宅要介護者が施設への入所が必要になった場合には、担当の介護支援専門員は施設の紹介、その他の便宜の提供を行う。（×施設の紹介を市町村に依頼するのが原則である）

- ◉指定居宅介護支援事業者は、利用者の選定により通常の事業実施地域以外の地域で指定居宅介護支援を行う場合には、交通費を利用者に請求できる。（×できない）
  ➡ 介護保険のサービスでは原則、利用料の中に交通費が含まれているため請求はできないが、実施地域以外に居住している利用者にサービスを提供する場合は、交通費の請求ができる。また①居宅療養管理指導、②介護保険施設および短期入所の際の入退所にかかる交通費も請求できる。

- 指定居宅介護支援事業者は、指定の取消しを受けた場合は、法に定める期間の経過後でないと再度指定を受けられない。
  （×再度指定を受けることはできない）
  ➡ 5年経過したら可能である。

- 指定居宅介護支援事業者は、利用者がほかの居宅介護支援事業者の利用を希望する場合は、当該事業者に対し、直近の居宅介護サービス計画およびその実施状況に関する書類を交付しなければならない。
  （×「居宅介護支援経過」のみを交付すればよい
  ×過去2年分の居宅サービス計画を交付しなければならない）

- 居宅サービス計画では、居宅介護支援事業者と同一法人のサービス事業者のサービスを優先的に盛り込むことはしてはならない。（×が原則である）
  ➡ 介護支援専門員は、特定の居宅サービス事業者等によるサービスを受けるよう利用者に指示してはならない。

- 被保険者証に居宅サービスの種類の指定について記載がある場合でも、利用者はその変更の申請ができる。
  （×、利用者はその変更の申請をすることができない）

- 介護支援専門員が指定居宅サービス事業者に対して提出を求めるものとされている個別サービス計画として、訪問介護計画がある。
  （×訪問入浴介護計画　×居宅療養管理指導計画）
  ➡ 居宅介護支援事業所とサービス事業所の連携のため、居宅介護支援事業所の運営基準として「居宅サービス計画等に位置づけた指定居宅サービス等の担当者から個別サービス計画の提出を求めること」が義務化された。求めることは義務であるが、サービス事業者からもらえなくても基準違反にはならない。サービス事業者の提出は義務ではなく、努力義務である。提出を求める個別サービス計画は、訪問介護計画の他に、①訪問看護計画、②訪問リハビリテーション計画、③通所介護計画、④通所リハビリテーション計画、⑤短期入所生活介護計画、⑥定期巡回・随時対応型訪問介護看護計画、⑦夜間対応型訪問介護計画、⑧認知症対応型通所介護計画、である。

Point 19 【給付】介護支援③ 介護予防支援

⊙ 指定介護予防支援事業所の管理者は、常勤でなければならない。 ×非常勤でもよい

⊙ 指定介護予防支援事業所の管理者は、地域包括支援センターの職務に従事することもできる。
→ 兼務も可能。 ×従事することはできない

⊙ 指定介護予防支援事業所の管理者は、介護支援専門員でなくてもよい。 ×なければならない
→ 指定介護予防支援事業所の職員は、①保健師、②社会福祉士、③介護支援専門員、④経験ある看護師、⑤高齢者保健福祉に関する相談業務等に3年以上従事した社会福祉主事の5つとしており、このうちなら誰がなってもかまわない。また、管理者もこのうちの誰がなってもかまわない。

⊙ 指定介護予防支援事業所の職員は、保健師、介護支援専門員、社会福祉士に限られない。 ×限られる

⊙ 指定介護予防支援の担当者は、介護支援専門員でなくてよい。 ×なくてはならない
→ 介護予防支援＝介護予防サービス計画作成も、上記5つの職種のうち、誰が行ってもよい。

⊙ 介護予防支援事業者の指定を受ける者には、医療法人、社会福祉法人、公益法人などがある。
×非営利法人に限られる

⊙ 介護予防サービス計画は、市町村長が指定した介護予防支援事業所が作成する。 ×都道府県知事

⊙ 目標志向型の介護予防サービス計画を策定しなければならない。 ×保健師による問題発見と指導を重点化した

➡ 目標志向型とは、利用者ができないことを補うという補完的なものではなく、どのような生き方をしたいのかという目標に向けて、生活機能の低下の背景や原因を分析し、短期間で達成できる目標を具体的に立てて進めていくことである。

介護支援分野

◉ 介護予防サービス計画に盛り込むサービスの種類は、**利用者本人**が選択し、決定する。
(×予防の視点から保健師)

◉ **介護予防サービス計画に介護予防訪問看護などの医療サービスを位置づける場合**は、医師の指示で作成されることを利用者に説明する。(×介護予防サービス計画)

◉ 課題分析 (アセスメント) は、**利用者の居宅を訪問し**、利用者およびその家族に面接して行わなければならない。
(×利用者が多い場合は、指定介護予防支援事業所において)
(×行ってもよい)

◉ 介護予防支援の課題分析 (アセスメント) の領域には、健康管理、**運動および移動等も含まれている**。
(×は含まれているが、運動および移動は含まれていない)

◉ 介護予防サービス計画における課題分析には、認知機能・介護力などは**含まない**。(×含まれる)
➡ P.248巻末付録参照。

◉ 介護予防サービス・支援計画書には「**本人のセルフケア**」や「**家族の支援**」が設定されている。(×「問題行動」)
➡ P.248巻末付録参照。

◉ 介護予防支援では、少なくともサービスの提供を開始する月の翌月から起算して**3か月に1回**は、**居宅**で利用者に面接しなければならない。(×1か月に1回)(×介護予防支援事業所)
➡ モニタリングは月に1回行わなければならないが、要支援者の場合、外出や通所系サービス等で居宅にいない可能性が高いため、居宅でのモニタリングは3か月に1回としている。また、①サービスの評価期間が終了する月と、②利用者の状況に著しい変化があったときも、居宅で面接 (モニタリング) を行う。

- ⊙介護予防支援では、利用者の居宅を訪問しない月において、利用者に面接ができない場合には、電話等により利用者との連絡を実施しなければならない。
  （×実施するよう努める）
  ➡ 前ページの理由で居宅訪問しない月は、電話以外にも、通所系サービス先などに出向いてモニタリングを行う。

- ⊙新たに介護予防サービス計画原案を作成したときは、サービス担当者会議を必ず開催する。
  （×開催するよう努める）
  ➡ サービス担当者会議は、①原案を作成したとき、②認定を受けたとき、③新しいサービスが導入されたとき、④大きな変化があったときなどに開催する。

- ⊙介護予防福祉用具貸与を利用する場合は、サービス担当者会議は必要に応じて随時開催する。
  （×定期的に）
  ➡ サービス担当者会議で、その必要性について検証した上で継続が必要な場合には、その理由を介護予防支援計画に記載しなければならない。また介護予防福祉用具販売を利用する場合は、その利用の妥当性を検討し、必要な理由を記載しなければならない。

- ⊙介護予防支援のサービス担当者会議は、居宅で開催するのが原則である。（×保健師の指導のもと、地域包括支援センター）

- ⊙サービス担当者会議の記録は、その完結の日から2年間保存しなければならない。（×開催日）

- ⊙介護予防サービス計画を作成できるのは、介護予防支援事業者に限られない。（×限られる）
  ➡ 居宅介護支援事業者に委託できる。

- ⊙指定介護予防支援事業者が業務の一部を委託できる者は、指定居宅介護支援事業者に限られる。（×限られない）
  ➡ 介護予防支援（要支援者へのケアプラン）は、居宅介護支援（要介護者へのケアプラン）に比べ軽度のため、介護報酬では、要支援者2人のケアプラン作成が、要介護者1人のケアプランを作成したと換算される。

- 指定介護予防支援事業者が指定介護予防支援の一部を委託する場合には、地域包括支援センター運営協議会の議を経る。(×都道府県に届け出る ×市町村に届け出る)

- 指定介護予防支援事業者は、委託先の事業者が作成した(×市町村)介護予防サービス計画原案を確認しなければならない。
  → 委託された居宅介護支援事業者がケアプランを作成していても、要支援者のケアマネジメントを統括しているのは、介護予防支援事業者である地域包括支援センターである。

- 指定居宅介護支援事業者に委託する件数には、上限が設定されていない。(×されている)
  → かつては上限が設定されていたが、現在はない。

1 介護支援分野

> **column 介護予防支援での課題分析**
>
> 居宅介護支援の場合は14の課題分析標準項目が提示されていますが、介護予防支援では項目の指定はありません。
> 介護予防支援(要支援者へのケアプラン)と介護予防ケアマネジメント(地域支援事業でのケアプラン)は、「介護予防サービス・支援計画書」という同じ様式のものを使用します(P.248巻末付録参照)。その中にある「アセスメント領域と現在の状況(以下の4項目)」と「本人・家族の意欲・意向」や、「基本チェックリスト」などを活用して、課題分析していきます。
> この4項目は押さえておきましょう。
>
> ① 運動・移動
> ② 日常生活(家庭生活)
> ③ 社会参加、対人関係・コミュニケーション
> ④ 健康管理
>
> 「運動・生活・健康・社会」と覚えましょう!(みんなが運動を取り入れた生活をしたら、健康な社会になりそうでしょ?)

Point 20 【給付】介護支援④ 施設介護支援

⊙ 介護保険施設入所者の施設サービス計画は、施設の計画担当介護支援専門員が作成する。（×いれば作成する）

➡ 介護保険施設には必ず1人以上の介護支援専門員を常勤で配置しなければならない。入所者100人当たり1人の配置が義務付けられている。

⊙ 介護老人福祉施設における介護支援専門員は、生活相談員と兼ねることができる。（×できない）

➡ 介護支援専門員は、入所者の処遇に支障がない場合は、当該介護老人保健施設の他の職務に従事することができる。

⊙ 介護保険施設に入所・入院している要介護高齢者の施設サービス計画の作成は、必須である。
（×任意）

➡ 介護保険の給付サービスは、必ずサービス計画（ケアプラン）に基づいて行われる。

⊙ 介護老人福祉施設における介護支援専門員は、入所者が円滑に在宅復帰できるよう支援することが重要である。
（×必要はない）

➡ また、介護支援専門員は相談面接技術の修得に努めなければならない。

⊙ 介護保険施設の管理者は、施設職員を管理する。
（×介護支援専門員）

➡ また、管理者は、介護支援専門員に施設サービス計画の作成に関する業務を担当させる。

⊙ 施設サービス計画書は、新しく作成したときに、入所者に交付しなければならない。（×毎月）

➡ 計画を変更したときにも交付する。

- ⦿ 施設サービス計画書は、**入所者**に交付しなければならない。 (×入所者の家族)

- ⦿ 施設サービス計画を作成する際には、入所者およびその家族に**面接して行わなければならない**。 (×電話で行うことも可能である)

- ⦿ 施設サービス計画には、地域住民の自発的な活動を**位置づけるよう努める**。 (×位置づけなければならない)
  ➡ 介護給付等対象サービス以外の、当該地域の住民による入所者の話し相手、会食などの自発的なサービス等も含めて施設サービス計画に位置づけることにより、入所者の日常生活全般を支援する。

- ⦿ 介護保険施設では、**利用者の状態の変化があった場合に**(×入所時には)は、サービス担当者会議を開催しなければならない。
  ➡ その他①施設サービス計画を作成する場合、②利用者に対して施設サービス計画が実施され一定の期間が経った場合、③要介護状態区分の変更等があった場合、などにも開催される。

- ⦿ サービス担当者会議の参加者には、インフォーマルな支援の担当者は**含まれる**。 (×含まれない)
  ➡ 公的機関や専門職による制度に基づくサービスや支援(フォーマルサービス)以外の支援を、インフォーマルサービスという。

- ⦿ 施設サービス計画の原案を作成するために、**課題分析**をしなければならない。 (×サービス担当者会議)
  ➡ 課題分析=アセスメントをして、施設サービス計画の原案を作り、その後サービス担当者会議を開催して、施設サービス計画が完成する。

- ⦿ 施設サービス計画の課題分析は、**施設サービス計画の作成に先立ち行う**。 (×施設サービス計画の作成依頼を受けてから行う)

- ⦿ 施設サービス計画の課題分析は、**計画作成介護支援専門員**が行う。 (×課題分析標準項目ごとに各専門職が分担して)

1 介護支援分野

- 施設サービス計画の課題分析の頻度は、**必要に応じて行うこと**とされている。　（×3か月に1回）

- 他の介護保険施設から転入した入所者であっても、施設サービス計画の課題分析は**省略することができない**。
（×省略することができる）

- 施設サービス計画の課題分析標準項目には、認知能力に関する項目は**含まれる**。（×含まれない）
  ➡ その他、介護力、介護認定審査会の意見など全23項目から成る。

- 施設サービス計画の課題分析では、入所者の**能力や環境**を評価する。
（×二親等内の扶養義務者の居所）
（×前年度の課税所得金額）

- 施設サービス計画では、アセスメント表は、**課題分析標準項目を満たしていれば、施設独自のものでよい**。
（×全国一律の標準様式が定められている）

- 介護老人福祉施設では、施設サービス計画は基本計画であるので、個別機能訓練計画については、それとの整合性を**持たせるようにしなければならない**。
（×持たせる必要はない）

- 介護老人福祉施設における介護支援専門員は、**施設サービス計画書**を作成する。
（×施設サービス計画書および個別援助計画書のいずれも）

- 介護老人福祉施設における介護支援専門員は、週間サービス計画表または日課計画表の**いずれか**を作成する。
（×いずれも）

- 介護老人福祉施設における計画担当介護支援専門員は、**定期的に**モニタリングを行い、その結果を記録しなくて（×居宅介護支援と同様に1か月に1回）はならない。

  ➡ モニタリングは①個々の利用者ごとに見直しを行う期間を定めた定期的評価と、②常に情報を得ながら行う随時的評価に分けられる。

- 被保険者証には、**入所した施設の種類および名称を、退所に関しては退所の年月日を**、記載しなければならない。（×受けてきた居宅サービスの種類と回数を）

サービス計画（ケアプラン）と個別援助計画

ケアプランは、その対象が居宅にいる要介護者なら「居宅サービス計画」、要支援者なら「介護予防サービス計画」、介護保険施設入所者なら「施設サービス計画」と名前が付きます。いずれも、ケアプランを基本計画として、それに基づいて各サービスが計画・提供されます。そして各サービス提供事業者が、具体的な利用者に対する計画である「個別援助計画」を立てます。施設なら、施設内の各専門職が協同して「個別援助計画」を立てます。

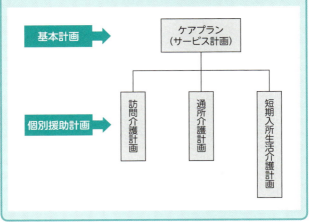

第2章
保健医療サービス分野

保健医療サービス分野の出題傾向と学習ポイント

医療分野も、①基本問題と②給付サービス問題とに分けて見てみましょう。

	①基本問題	②給付サービス問題	
介護支援分野 (25問)	介護保険 のしくみ (全体像)	・介護支援サービス問題 　(ケアマネジメント) 　　ケアマネの役割 　　介護予防支援 　　居宅介護支援 　　施設介護支援 ・全サービスの広く浅い問題	6～8問
保健医療 サービス分野 (20問)	医療の専門的 知識問題	・医療系サービスの 　広く深い問題	2～6問
福祉サービス分野 (15問)	福祉の専門的 知識問題	・福祉系サービスの 　広く深い問題	7～8問

① 基本問題

ここでは、医療の専門的知識が問われ、また問題数に占める割合も高く、保健医療サービス分野の問題の約7割が出題されます。

その内容も多岐にわたり、また医療従事者レベルのことを問われることもしばしばです。

医療では、身体の中で起こっていることをいかにイメージできるかが大事です。詳細が理解できなくても、身体のしくみや病気について「こんなふうになっているのか～」とイメージできれば正答に導けることが多い分野でもあり、そのイメージ化が得意な方は得点しやすいでしょう。

- 高齢者の心身の特徴
- 起こりやすい疾患
- 感染症

- 介護技術
- 在宅医療管理

などが多く出題されています。

疾患としては、特に認知症に関する問題は2問以上出題されることが多く、その疾患の特性だけでなく施策も押さえておくべきポイントです。

② 給付サービス問題

介護保険制度の給付サービスは、大きく医療系サービスと福祉系サービスに分けることができます。

文字通り、医療を提供するのが医療系サービスであり、医師がその必要性を認めたものです（医師の指示が必要）。

- 訪問看護
- 訪問リハビリテーション
- 居宅療養管理指導
- 介護老人保健施設

などが頻出問題です。特に介護老人保健施設が頻出です。介護支援分野でも、医療系サービスの内容が出題されます。医療分野で出題される内容は、全体的に深い知識を問われるので、そこが押さえられていれば、介護支援分野で出題されても問題なく解けるものが多いです。

Point 1 高齢者の特徴・疾患

⊙ 睡眠時無呼吸が認められる高齢者では、中途覚醒することが多いため、昼間は眠気を感じることが多い。
(×ない) (×感じない)
➡ 無呼吸による低酸素状態により睡眠が障害され覚醒する。

⊙ 不感蒸泄とは、呼吸などから水分が失われることである。
(×便や尿)

⊙ 標準的な体重の場合は、体内の代謝産物を排泄するためにおよそ500ml/日以上の尿量が必要であり、不感蒸泄を勘案すると1,000ml/日以上の水分を摂取する必要がある。
(×1,000ml) (×2,000ml)

⊙ 高齢者では、唾液の分泌量が減り、う蝕や歯周病が起きやすい。
(×増え)
➡ また、高齢者は歯と歯の隙間も大きくなるので、むし歯や歯周疾患になりやすい。

⊙ 高齢者の場合、味覚の低下の原因としては、薬剤の副作用、口腔乾燥、口腔真菌症などが多い。
(×舌の神経損傷)
➡ 加齢に伴う口腔の変化として、口腔粘膜の萎縮、歯槽骨の吸収、咀嚼筋の筋力低下なども起こる。

⊙ 高齢者は、口渇の訴えが少ない。
(×多い)
➡ 脳の口渇中枢の機能低下があるため。

⊙ 熱中症では、循環器、筋肉、脳神経、腎臓に障害が起こりやすい。
(×まで障害されることはない)

- ⦿**機能性便秘**とは、腸管の運動能の低下による腸内容の停
  (×器質性便秘)
  滞である。
  ➡「器質性」疾患は、その原因が解剖学的なつくりや構造の異常に起因し、「機能性」疾患は、その原因が働きや能力の異常に起因している。器質性便秘は、大腸がんや大腸ポリープなどが考えられる。

- ⦿尿失禁の中で、意識障害があり、排尿したことがわからないのは**機能性尿失禁**である。
  (×反射性尿失禁 ×腹圧性尿失禁)
  ➡「機能性」尿失禁は、排尿のメカニズムに障害はなく他の原因で起こる尿失禁をいう。認知症があり排尿がわからない、麻痺等がありトイレに間に合わないで失禁する、などもある。

- ⦿膀胱に尿がたまってもわからず、本人の意思と関わりなく失禁してしまう尿失禁を、**反射性尿失禁**という。
  (×機能性尿失禁)
  ➡ 例えば脊髄損傷などがあると、尿が膀胱に溜まったという信号が脳へ行かないため尿意がない。また脳からの排尿抑制ができず、反射で失禁が起こってしまう。

- ⦿高齢者の難聴では、**感音性難聴**が多い。
  (×伝音性難聴)
  ➡ 感音性難聴の中でも、高音域が障害される。

- ⦿加齢黄斑変性は、進行すると視力が失われる**ことがある**。
  (×ことはない)
  ➡ 失明する代表的疾患の一つである。他にも糖尿病性網膜症や緑内障なども失明を起こす疾患の代表である。

- ⦿**高齢女性**は、骨粗鬆症が多いので、転倒により容易に骨
  (×高齢男性)
  折を起こしやすい。
  ➡ 女性は閉経による卵巣ホルモン分泌低下によって、骨へのカルシウム沈着が低下するため骨粗鬆症になりやすい。

- 高齢者の介護施設における介護事故で最も件数の多いのは、**転倒**である。
  - (×誤嚥)
  - ➡ 介護事故の6割以上が転倒である。

- 高齢者では、ADLの低下も、**小腸における消化や吸収機能の低下**もどちらもある。
  - (×よりも、小腸における消化や吸収機能の低下が著しい)

- 肥満の高齢者によくみられる病態には、**2型糖尿病、高血圧症、変形性膝関節症**などがある。
  - (×脱水症　×骨粗鬆症)

- 高齢者の高血圧症では、日内変動が**大きく、不安定**なことが多い。
  - (×少なく)(×安定している)

- **二次性高血圧**は、腎臓や内分泌の異常により血圧が高い状態をいう。
  - (×本態性高血圧)
  - ➡ 本態性高血圧は原因が不明、二次性高血圧は原因がはっきりしているもの。

- 起立性低血圧は、**飲酒や降圧剤**の使用も原因となる。
  - (×昇圧剤)
  - ➡ 自律神経障害があると起立性低血圧は起こりやすい。そのため、糖尿病神経障害やシャイ・ドレーガー症候群などでも起こる。

- 糖尿病の主な合併症として**糖尿病性神経障害、糖尿病性腎症、糖尿病性網膜症**がある。
  - (×糖尿病性神経症)(×下肢の壊疽)
  - (×糖尿病性難聴)
  - ➡ 糖尿病では壊疽も生じやすい。

- 糖尿病性腎症が進行すると、**人工透析が必要**となる場合がある。
  - (×失明)
  - ➡ 人工透析になる原因疾患の1位は糖尿病である。

- ⊙ 糖尿病性神経症では、知覚神経、運動神経、自律神経などの障害が起こる。
  - ×通常、運動神経のみが障害され、知覚神経には異常をきたさない
  - ➡ 高血糖は、血液が濃くなっている状態なので身体はそれを薄めようとして水を使うため、脱水になることがある。また、低血糖は、認知機能の低下の要因となることがある。

- ⊙ 心不全による呼吸困難時には、起座位または半坐位をとらせると症状を緩和できる。
  - ×仰臥位

- ⊙ 異型狭心症では、安静時の前胸部圧迫感がある。
  - ×運動時
  - ➡ 狭心症の心電図異常は、発作時のみに示す。

- ⊙ 心房細動によって血栓が生じ、脳塞栓を起こすことがある。
  - ×心室細動
  - ➡ 脳塞栓は脳梗塞のひとつである。

- ⊙ 脳塞栓は、心臓内や血管内で形成された血栓が原因となることが多い。
  - ×注射針等から混入した空気
  - ➡ 「塞栓」とは、流れてきたもので詰まることをいう。空気でも起こりうる。

- ⊙ 脳血栓は、血圧が低下したときに生じやすい。
  - ×上昇
  - ➡ 血圧が低下すると血流が低下し、血栓が形成されやすくなる。

- ⊙ 我が国では、男女ともに肺がんと大腸がんの死亡率が増加している。
  - ×胃がん

- ⊙ がんの罹患率は、男性の方が多い。
  - ×女性

- ⊙ 回復の見込みがあっても長期療養が予想される場合には、がんは介護保険上の特定疾病とならない。
  - ➡ 末期がんのみ。
  - ×なる

2 保健医療サービス分野

Point 2 高齢者の疾患

- 慢性閉塞性肺疾患（COPD）の高齢者の特徴として、栄養障害や喘鳴などがある。 ×ばね指 ×上肢の浮腫
  → 口をすぼめて息を吐く呼吸を積極的に勧める。

- 慢性閉塞性肺疾患（COPD）の患者にとって、禁煙は最も重要な治療的介入である。 ×禁酒

- 慢性閉塞性肺疾患（COPD）の場合には、呼吸機能が低下しているため、肺炎球菌ワクチンの接種を推奨する。 ×は禁忌である

- チアノーゼは、呼吸状態が悪いため血液中の酸素が欠乏し、皮膚や粘膜が紫藍色になることである。 ×黄色
  → 心疾患などで循環状態が悪化している場合にも、酸素供給が減るためチアノーゼとなる。

- 閉塞性動脈硬化症では、四肢末端部に壊死が見られることがある。 ×体幹部

- 大腿動脈の閉塞性動脈硬化症では、間欠性跛行が見られる。 ×逃避性跛行
  → 間欠性跛行とは、休みながら歩くことをいう。閉塞性動脈硬化症では、歩くと痛みが出現するため、休むと痛みが軽減する。脊柱管狭窄症でも間欠性跛行はある。

- パーキンソン病は、安静時振戦、筋固縮、仮面様顔貌などを主症状とする神経変性疾患である。 ×脊髄小脳変性症

- ⊙パーキンソン病の4大運動症状は、①身体のふるえ、②
  （×①全身の骨格筋の萎縮）
  筋の硬さ、③動作の遅さ、拙劣、④姿勢・歩行障害である。
  （×②筋力低下による生活機能低下、③嚥下障害、④言語障害）

- ⊙パーキンソン病の治療の基本は、薬物療法である。
  （×運動療法）

- ⊙パーキンソン病は、進行するとうつ状態や認知症などの精神症状や、自律神経症状が出現する。（×自発呼吸の停止など）

- ⊙進行性核上性麻痺は、パーキンソン病関連疾患として介護保険法の特定疾病である。（×特定疾病ではない）

- ⊙シャイ・ドレーガー症候群では、パーキンソン病様症状が見られる。（×脊髄小脳変性症）
  ➡ シャイ・ドレーガー症候群は、多系統萎縮症の1つで、起立性低血圧などの自律神経症状やパーキンソン病様症状などがある。特定疾病である。

- ⊙脊髄小脳変性症は、小脳の神経細胞の変性消失によって
  （×パーキンソン病）
  運動症状が出現する。

- ⊙脊髄小脳変性症は、骨格筋の緩やかな筋力低下がある。
  （×急速な）

- ⊙筋萎縮性側索硬化症（ALS）では、眼球運動は末期まで保たれる。（×初期症状として眼球運動の障害がある）
  ➡ その他、知覚や排尿・排便は末期まで保たれることが多い。

- ⊙ウェルナー症候群をはじめとする早老症では、老化現象によるさまざまな身体所見が見られる。
  （×身体所見に加えて、知能低下が特徴である）
  ➡ 知能は低下しないのが特徴である。

- 高齢者のてんかんの原因は、主に脳血管障害か頭部外傷の後遺症である。　（×脳腫瘍）

- 高齢者のてんかんの初回発作後の再発率は非常に高い。　（×低い）

- 高齢者のてんかんは、痙攣、意識障害、しびれ、発汗など多様な症状がある。　（×典型的な痙攣の）

- 高齢者のてんかんの発作の間は、首周囲の衣服を緩め、誤嚥予防の措置を行う。　（×口腔内にタオル等を入れ）

- 高齢者のてんかん治療は、薬物療法により行う。　（×放射線療法）

- 転倒により頭部を強く打った場合には、48時間経過観察して症状がなくても、3週間〜数か月後に出血が生じる場合があるため、経過観察が必要である。
（×数時間様子をみて、意識障害などがなければ、それ以上の経過観察はいらない）

  → 受傷から時間が経ってから生じる血腫を慢性硬膜下血腫という。血腫は、経過観察により自然消退することは少ないため、通常手術が行われる。

- 慢性硬膜下血腫は、血腫除去術の治療を行うことで、臨床症状の改善が期待できる。
（×行っても臨床症状の改善は期待できない）

  → 原因は、頭部打撲によることが多いとされるが、転倒などの頭部打撲の既往歴が明らかでない場合も少なくない。

- 脳内出血では、脳の局所症状を伴うことが多い。　（×くも膜下出血）

  → 麻痺や失語症など脳内の損傷を受けた部位の症状が出現する。

- 脳内出血では、頭蓋内圧亢進症状が出現する。　（×バットで殴られたような激しい頭痛）

→ 頭蓋内圧亢進症状とは、何らかの原因によって頭蓋骨の中の圧が高くなると出る症状で、頭痛、嘔吐などがある。そのため、くも膜下出血、脳腫瘍などでも出現する。また、バットで殴られたような激しい頭痛は、くも膜下出血の症状である。

◉ 脳血栓の症状は、**数時間から1日、2日かかって**完成する。　(×発症後すぐに)

→ すぐに完成するのは脳塞栓である。脳血栓も脳塞栓も、脳梗塞である。

◉ 脳血管疾患の後遺症の予防には、**早期の**リハビリテーションが大切である。　(×治療が終わってからの)

◉ 肝硬変の原因で最も多いのは、**C型肝炎**である。
→ 肝がんの90%以上も、C型肝炎から進展する。　(×飲酒)

◉ 関節リウマチでは、**朝**の手のこわばりがある。
→ 症状に日内変動がある。　(×夕方)

◉ 変形性膝関節症は、歩行障害の**原因となる**。　(×原因とならない)
→ その他、関節リウマチ、脊柱管狭窄症なども歩行障害の原因となる。

◉ 前立腺肥大症は、排尿回数が**増加する**。　(×減少する)
→ その他、排尿困難、進行すると尿閉や溢流性尿失禁などが生じる。

◉ 高齢者では**十二指腸潰瘍より胃潰瘍**が多く、消炎鎮痛剤によっても潰瘍が生じる。　(×胃潰瘍より十二指腸潰瘍)
→ 胃潰瘍は食後の腹痛が多く、十二指腸潰瘍は空腹時の腹痛が多いとされる。

◉ **痛風**は、血清尿酸値の上昇によって起こる疾患である。
(×関節リウマチ)

◉ 心室性期外収縮は、健康な人で**も見られる**。　(×は見られない)

◉ 高齢者のめまいについては、起立性低血圧、不整脈などの全身性疾患や内服薬が原因**となることもあるため、丁寧な問診が不可欠である**。　(×であることは少ない)

Point 3 バイタルサインと検査・リハビリテーション

- 触診法による血圧測定は、<u>収縮期血圧</u>のみ測定できる。
  （×拡張期血圧）

  → 収縮期血圧とは心臓が収縮したときに血管にかかる血液の圧力のことであり、圧が高いため「最高血圧」ともいう。また、上腕での測定が難しい場合には、専用のマンシェットを使用し下肢で測定も可能である。

- 高齢者の入浴に際しては、入浴前後で血圧が変動しやすいので、浴室と脱衣所の温度差を<u>少なく</u>する。
  （×大きく）

- 高齢者の場合、<u>低栄養状態や甲状腺疾患</u>などで低体温になることがある。（×感染症）

  → 甲状腺機能低下症は体温が低下するが、甲状腺機能亢進症は体温が上昇する。

- 体重は、栄養状態が不良な場合であっても、浮腫性疾患（心不全、ネフローゼ、肝硬変）では<u>増加</u>することがある。
  （×低下）

- 高齢者の呼吸機能検査では、肺活量や1秒率は<u>低下</u>する。
  → また、残気量は増加する。（×上昇）

- 24時間心電図（ホルター心電図）検査は、<u>装着したまま日常生活が送れる</u>。（×医療者による継続的な観察が必要なため、入院して実施しなければならない）

- 骨密度は、成人後は加齢とともに低下するが、特に<u>女性</u>においてその低下が著しい。（×男性）

- ヘモグロビンA1Cは、測定日以前<u>1か月から2か月間</u>の平均的な血糖状態を反映する。（×1〜2週間）

104

- 加齢に伴い、経口糖負荷試験の血糖値は、**より高くなりやすい**。（×変化はない）
  - インスリンの働きが低下するため、血糖が下がりにくくなるためである。

- 血清**アルブミン**値は、高齢者の栄養評価の指標の1つであり、（×グロブリン値）加齢に伴って**低下する**。（×低下することはない）
  - 低下したら低栄養状態。

- 血清アルブミン値が**低下**すると、浮腫を来しやすくなる。（×上昇）
  - 顕著に低下した場合、浮腫となる。

- 腎機能が低下すると血清クレアチニン値は**上昇**する。（×低下）
  - クレアチニンとは腎臓から排泄される老廃物のひとつである。腎機能が低下すると排泄できないため血液中の値は上昇する。

- クレアチニンクリアランスの低下に伴い、血清クレアチニン値**は上昇**する。（×も低下）
  - クレアチニンクリアランスとは糸球体濾過量ともいい、腎臓で血液をどれだけ濾過できるかを示す。腎機能が低下すると濾過能力も低下する。

- CRP(C反応性蛋白)は、炎症があると**上昇する**。（×減少する）
  - 悪性腫瘍や膠原病などでも炎症があるため、上昇することが多い。

- アルコール性肝炎では、γGTP値が**上昇する**。（×低下する）

- 脂質異常症では、**LDL**コレステロール値が上昇する。（×HDL）

- 血小板数が減少すると、**出血傾向**となる。
  - 赤血球が減少すると貧血となる。（×貧血）

⊙ 食事、排泄、更衣等の基本的な日常生活動作をADLという。
〔×IADL〕

→ 日常生活動作の援助においては、本人の残存能力を積極的に使い、可能な限り自立できるよう援助する。

⊙ 老年症候群に対しては、できる限り安静や臥床を避ける。
〔×が必要である〕

→ 老年症候群とは、加齢に伴う心身機能の衰えによって現れる身体的・精神的な症状・疾患の総称。抑うつ、便秘、難聴、嚥下障害などさまざま。

⊙ 長期臥床状態では、尿路結石が形成されやすい。
〔×下痢になり〕

⊙ 廃用症候群は、過度の安静や長期臥床により生じることもあるので、早期のリハビリテーションが必要である。
〔×他動的訓練の優先〕

⊙ 廃用症候群には、精神的機能の低下は含まれる。
〔×含まれない〕

⊙ 廃用症候群の改善もしくは予防のためには、日常生活を可能な限り活動的なものにすることが重要である。
〔×疾患の状況に関わらず、利き手の運動を増強〕

⊙ 関節可動域訓練は、より可動域を広げることができるよう、自動運動や他動運動を使って行う。
〔×自分で運動ができる場合でも、他動的訓練を優先して〕

⊙ リハビリテーションの他動的訓練は、意識レベルの低い場合や、自分で運動できない場合に有効である。
〔×は効果が乏しいので行わない〕

- ⊙ 拘縮とは、関節周囲の皮膚、筋肉、関節包や靭帯の変化（×筋力の低下）により、関節可動域が制限された状態である。

- ⊙ 体重減少、疲れやすい、身体活動レベルの低下、握力低下、歩行速度低下の5つの要素のうち、3つ以上あればフレイル（虚弱）と定義される。（×4つ以上）

- ⊙ サルコペニア（加齢性筋肉減少症）は、運動器全体の機能低下をきたすことがある。（×クワシオルコル）

  → クワシオルコルとは、たんぱく質（アルブミン）の欠乏が主体となって起こる栄養障害のことである。

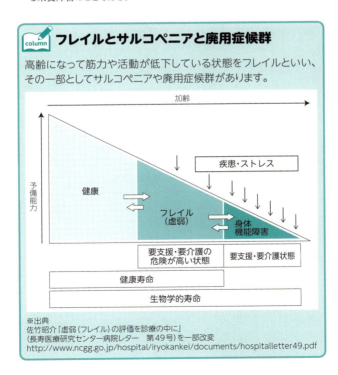

column フレイルとサルコペニアと廃用症候群

高齢になって筋力や活動が低下している状態をフレイルといい、その一部としてサルコペニアや廃用症候群があります。

※出典
佐竹昭介「虚弱（フレイル）の評価を診療の中に」
（長寿医療研究センター病院レター　第49号）を一部改変
http://www.ncgg.go.jp/hospital/iryokankei/documents/hospitalletter49.pdf

Point 4 介護技術

⦿ 食物が摂取され、体外に排出される過程は、食欲から始まり、**摂食、咀嚼、嚥下、消化・吸収、排泄**の順序である。
(×摂食、嚥下、咀嚼、消化・吸収、排泄)
➡ 口腔の3つの大きな機能とは咀嚼、嚥下、発音である。

⦿ 歯の噛み合わせは、咀嚼、嚥下機能、**全身の能力、姿勢の制御**とさまざまなものに影響する。
(×に影響するが、全身の能力、姿勢の制御には影響しない)

⦿ 嚥下障害は、**誤嚥性肺炎**の原因ともなる。
(×肺炎球菌肺炎)
➡ 食後は食物残渣を除去するなどにより口腔内を清潔にし、誤嚥性肺炎を予防する。

⦿ 嚥下食の場合には、**便秘**を起こしやすいので食品内容を工夫する。(×下痢)
➡ 裏ごしなどで繊維が減っているものが多いため便秘になりやすい。

⦿ 嚥下困難がある場合には、飲み込みやすくするため、**ゼリー状やペースト状の食品**などがよい。
(×スポンジ状の食品や練り製品)
➡ カステラは、嚥下困難を誘発しやすい食品である。汁物は誤嚥しやすいのでとろみをつけ、飲み込みやすくする。

⦿ むせやすい高齢者の食事をとる姿勢は、咽頭の動きをよくするために、頭部を**前屈**させ、下顎を**下垂**させる。
(×後屈) (×挙上)

⦿ むせやすい高齢者の食事介助では、**ティースプーン一杯**程度が適している。
(×スプーンはできるだけ大きく深いものとし、一回量を多くすることで食事の所要時間を短くする)

- ◉経管栄養の場合には、唾液の分泌が減少するので、口腔清掃の必要性は<u>増大する</u>。（×低下する）
  ➡ 唾液分泌の減少による自浄作用の低下のため、口腔内は不衛生になりやすい。

- ◉舌に痛みなどがある場合、<u>その場所を避けて、口腔清掃を行う</u>。（×口腔清掃を行ってはならない）

- ◉口腔内の清掃は、<u>化学的清掃法より機械的清掃法</u>が効果的である。（×機械的清掃法より化学的清掃法）
  ➡ 化学的清掃法は洗口剤や含嗽剤を使用して行うもの。機械的清掃法は、歯ブラシやフロスなどを使用して行うもの。

- ◉義歯の清掃は歯ブラシを用いて<u>流水</u>で行う。（×歯磨き剤）
  ➡ 一般の歯磨き剤は研磨剤が入っていることあるため、義歯専用歯磨き剤以外は使用しない。

- ◉総義歯を装着している場合、歯がない<u>が、口腔内の清掃は必要である</u>。（×ので、口腔内の清掃は必要ない）

- ◉口腔ケアは毎食後の実施が原則であるが、どうしても1日に1回しか行えない場合には<u>夕食後</u>に行うのが望ましい。（×朝食後）

- ◉口腔ケアには誤嚥性肺炎の予防の効果は期待<u>できる</u>。（×できない）
  ➡ 口腔ケアの目的には、口腔機能の保持により、要介護者のQOLとADLの維持・向上を図ることがある。

- ◉胃ろうがある場合には、<u>入浴や清拭などにより挿入部を清潔に保つ</u>。（×入浴ができないので、清拭を行う）

- ◉寝たきりの高齢者の便秘の予防は、<u>規則正しい食生活や排泄習慣</u>により行う。（×摘便や浣腸）

2 保健医療サービス分野

- おむつや留置カテーテルを使用している場合は、尿路感染を起こし**やすくなるため、清拭や洗浄によって清潔に保つ必要がある。** ×にくいため、清拭のみ行えばよい

- 尿失禁の原因には、服用している薬剤による影響**も考えられる。** ×は考えにくい
  → 抗コリン作用のある薬剤などは、排泄の機能を抑制するため、尿閉（膀胱から尿が排泄されない）などが起きたりする。すると、膀胱内に尿が貯留しすぎて膀胱内圧が高くなり、尿が溢れ出る尿失禁（溢流性尿失禁）が起こることがある。

- 尿失禁をしている場合、排尿の回数、量などのリズムを把握し、**トイレへの誘導**等を行う。 ×水分の制限を行いながら、トイレへの誘導
  → 尿失禁が心配で外出しない高齢者に対しては、高齢者の意思および尿失禁の状況を確認した上で、パッドやおむつを使用する。

- **腹圧性尿失禁**には、膀胱訓練より骨盤底筋訓練が有効である。 ×切迫性尿失禁
  → 切迫性尿失禁には、膀胱訓練が有効である。

- 日常生活動作の低下による**機能性尿失禁**では、排泄に関する一連の日常生活動作の問題点を見極めることが重要である。 ×反射性尿失禁

- 褥瘡発生を促す局所因子には、**圧迫、摩擦**があり、全身性因子としては、**低栄養、貧血**がある。 ×低栄養、貧血 ／ ×圧迫、摩擦
  → 堅いシーツや衣類などによる皮膚の摩擦を避けるため、柔らかい素材のものにする。また状態に応じた栄養の補給を行うことも重要である。褥瘡発生を促す社会的要因として、人・モノ・財源の不足などがある。

- 褥瘡がある場合には、清潔を保持し、血液循環を良くすることで回復を促すためにも、入浴は行う。
  (×出血や感染の危険があるので、入浴は褥瘡が治るまで延期する)
  ➡ 尿失禁、便失禁は、仙骨部褥瘡の感染リスクを高め、治癒を妨げるので、汚染時の清潔ケアを欠かすことができない。

- 褥瘡の創面から滲出液などとして栄養分が失われるので、高タンパク質、高カロリーの栄養補給が必要である。
  (×高脂肪、低タンパク質)

- 寝たきりで関節拘縮のある場合や骨の突出部位のある場合には、特定の部位に圧力を集中し褥瘡が生じやすいので、体圧分散寝具を使用するのがよい。
  (×車いす)
  ➡ エアーマットやクッション等、適切なものを使用する。

- 臀部に発赤ができた場合には、褥瘡と考えられるため、ドレッシング材や体圧分散寝具などの使用を行い重症化を予防する。 (×発赤部にマッサージ)
  ➡ 発赤部は組織が損傷を受けているので、マッサージという刺激がさらに損傷を助長する。

- 褥瘡を予防するためにはエアーマット等の用具を使用している場合でも、体位変換は必要である。
  (×には、体位変換は不要である)
  ➡ 同一部位への一定以上の圧迫が生じないように体位変換は必要である。標準マットレス使用の場合、体位変換の間隔は2時間を超えない範囲とされているが、適切な耐圧分散寝具を使用し適切な評価のもとでは、体位変換の間隔は、4時間を超えない範囲で行ってもよいとされている。

- 皮脂欠乏症は患部を保湿することが悪化予防になるため、洗う際には、こすって皮脂を落とし過ぎないようにする。
  (×清潔に保つことが悪化予防になることから、ナイロンタオルなどを使ってよく洗う)

2 保健医療サービス分野

Point 5 認知症① 特徴

⦿ 認知症の初期では基本的ADLは保たれるが、中期には基本的ADLに支援が必要になるなど、認知症の進行過程により症状やケアの方法が異なる〔×は全く保たれなくなる〕

→ 認知症では、身体の老化に加え、自分の心身の機能について正確な判断ができないため、転倒や骨折も多くなる。

⦿ 入院、転居など生活環境を移すことの負荷 (リロケーション・ダメージ) は、認知症に悪影響を及ぼすことがある。
〔×影響を及ぼさない〕

→ 症状が悪化しやすくなる。

⦿ 認知症発症の二次的要因には、加齢による感覚器の機能
〔×一次的要因〕
低下、入院や転居、家族との離死別などがある。

→ 一次的要因とは、脳そのものの変化あるいは疾患のことである。一次的要因に加えて身体状態、精神状態、および生活環境状態などの二次的要因の影響を受ける。

⦿ 認知症の中核症状には、記憶障害、判断力の障害、問題
〔×周辺症状〕
解決能力の障害、実行機能障害、失行・失認・失語などがある。

→ 認知症の主症状は、認知機能障害および判断能力の低下であり、これらは進行性である。

⦿ 認知症の周辺症状は、精神症状や行動異常のことで、
〔×中核症状〕
BPSD (認知症の行動・心理症状) ともいう。

→ BPSDは、せん妄、睡眠障害、抑うつ、幻覚、妄想、徘徊、不潔行為など、行動心理障害による症状である。

- ◉BPSDは、認知症が進行し、終末期に向かうほど見られなくなっていく。×顕著になる
  ➡ 脳機能低下が進行すると、行動そのものができなくなっていくため。

- ◉BPSDの出現の背景に、便秘や睡眠障害がある場合もある。×中核症状
  ➡ 個人因子や環境因子の影響も受ける。

- ◉BPSDの悪化要因として最も多いのは、薬物である。×家族の不適切な対応
  ➡ 2008年の調査では、悪化要因として多いのは、1位は薬物、2位は脱水や便秘などの身体合併症、3位は家族・介護環境などである。

- ◉BPSDの治療としては、非薬物療法が優先され、薬物療法は必要最少にとどめるべきである。×薬物療法
  ➡ 原因を探して、適切な対応をする。BPSDへの対応としては、認知症の人に対するもののほか、介護者・家族への支援も含まれる。

- ◉BPSD（認知症の行動・心理症状）がある場合には、漢方薬を使用することがある。×は使用しない
  ➡ 漢方薬としては、抑肝散などいくつかのものが使われている。

- ◉脳の障害された部位によって、症状が変わる状態を、「まだら認知症」と呼ぶ。×日によって認知症の症状にむらがある
  ➡ 脳血管性認知症の際に見られる。

- ◉認知症は、65歳未満の者にも発症する。×加齢に伴う症状であり、65歳未満の者には発現することはない
  ➡ 65歳未満の認知症を、若年性認知症という。男性の方が女性よりも多く、脳血管性認知症とアルツハイマー病が多いが、他の原因も多々ある。

- ◉認知症の原因は、脳血管障害と脳変性疾患以外にもさまざまなものがある。〔×に分類される〕
  ➡ 認知症の症状を示す疾患には、脳腫瘍や正常圧水頭症のほか、甲状腺機能低下症などの全身性疾患もあるので、鑑別診断が重要である。

- ◉アルツハイマー型認知症は、人格が崩壊していく。
  〔×比較的よく保たれる〕

- ◉アルツハイマー型認知症の初期症状としては、近時記憶の障害が著しい。〔×遠隔記憶〕
  ➡ 記憶の保持時間による分類として、数秒前のことを覚えている即時記憶、数分から数か月保持される近時記憶、数か月以上保持させる遠隔記憶がある。アルツハイマー病は、そのうち近時記憶が障害される。

- ◉脳血管性認知症は、脳卒中発作のたびに階段状に進行することが多い。〔×時間をかけて緩やかに〕
  ➡ 脳血管性認知症にはいくつかタイプがあり、細い血管が少しずつ詰まるタイプのものは、必ずしも階段状には進まず、緩やかに進行することもある。

- ◉脳血管性認知症では〔×アルツハイマー病〕、些細なことで涙を流したり、怒ったりする情動失禁が見られやすい。
  ➡ 感情失禁ともいう。

- ◉脳血管性認知症の予防のためには〔×アルツハイマー病〕、生活習慣病である脳血管性疾患への対策を行うことが必須である。

- ◉脳血管性認知症は〔×アルツハイマー病〕、臨床症状とCTスキャン、MRI（核磁気共鳴画像）などの方法で、脳梗塞、脳出血の存在を認めることにより診断される。

- ◉ピック病は、認知症を主症状とする疾患であるが、アルツハイマー病と比べて、人格障害の症状が顕著に見られる。〔×あまり見られない〕

- ⊙**ピック病**の特徴として、易怒性や収集癖、窃盗などの人
  (×脳血管性認知症)
  格障害や反社会的行動が知られている。

- ⊙頭部外傷後1〜2か月後に認められる認知障害の場合には、**慢性硬膜下血腫**の可能性がある。
  (×急性硬膜下血腫)

- ⊙**レビー小体型認知症**では、具体的で詳細な内容の幻視が
  (×ピック病)
  見られることが特徴である。
  ➡ パーキンソン病様症状、起立性低血圧や失神による転倒、便秘なども症状も見られる。

- ⊙**正常圧水頭症**に見られる認知機能障害は、脳の周囲や脳
  (×レビー小体型認知症)
  室内に脳脊髄液が貯留するために生じる。

- ⊙認知症は、臨床症状とCTスキャン、MRI(核磁気共鳴画像)の所見や**臨床症状などをもとに診断される**。
  (×だけで診断する)

- ⊙Mini-Mental State Examination (MMSE) の結果のみで、認知症と診断すること**はできない**。(×ができる)
  ➡ 簡易知能評価スケールとして、MMSEの他に長谷川式認知症スケールも利用する。

- ⊙長谷川式認知症スケール (HDS-R) は、認知症の簡易検査法であり、**20点以下**であれば認知症が疑われる。
  (×21点以上)
  ➡ MMSEは、23点以下で認知症を疑う。

Point 6 認知症② 治療・支援

- ◉若年性認知症では、作業能率の低下など実行機能の障害が引き起こす諸症状が先行することが少なくない。(×は少ない)
  ➡ うつや更年期障害など、他の疾患と診断され発見が遅れやすく、進行が早いため予後は悪い。

- ◉若年性認知症の者を介護する家族には、抑うつ的な精神状況や減収による経済的困難が生じている現状が指摘されている。(×などは少ない)

- ◉認知症高齢者については、表情や動作といった非言語的メッセージに基づいて対応する。(×ではなく、言葉による表現に基づいて対応する)

- ◉認知症高齢者については、内服が難しくなることがあるため、経皮吸収型貼付剤(パッチ剤)を用いるのも効果的である。(×自分で剥がしてしまうため、原則として、経皮吸収型貼付剤(パッチ剤)を用いない)

- ◉アルツハイマー病の治療薬は、組み合わせによっては2剤併用が可能である。(×1つの薬剤だけを使用することが原則)
  ➡ 現在日本では、アルツハイマー病治療薬としてドネペジル、リバスチグミン、ガランタミン、メマンチンの4剤が承認されている。

- ◉アルツハイマー病の治療薬の効果は、認知症初期の進行防止に限られない。(×限られる)
  ➡ 進行状況に応じて、選ばれる。

- ◉回想法は、高齢者の思い出話を積極的な意味を持つもの(×リアリティー・オリエンテーション ×作業療法)

として捉えた援助手法である。

- ◉ 介護支援専門員は、認知症の人やその家族の状況把握に加え、かかりつけ医等から情報提供を受け、アセスメントを行う。 ×のみで
  ➡ 居宅介護サービス計画では、認知症高齢者の意思や希望をくみ取り、潜在的能力を引き出すことが求められる。

- ◉ 認知症がある場合でも、治療や介護についての説明には本人の関与が必要である。 ×は必要でない

- ◉ 老人性認知症疾患療養病棟は、指定介護療養型医療施設 ×介護老人保健施設 のなかで、精神科病院に設置された認知症患者の診断・治療、リハビリテーション等を行う病棟である。

- ◉ 家庭や福祉施設では対応が困難なBPSDの場合には、老人性認知症疾患療養病棟などへの入院も検討する。 ×介護老人保健施設などへの入所

- ◉ 自動車運転免許証の更新を受けようとする者で、更新期間満了日における年齢が75歳以上の者は、認知機能に ×65歳以上 関する検査を受けなければならない。

- ◉ 認知症疾患医療センターは、認知症疾患における鑑別診断、地域における医療機関等の紹介、医療相談などを行う専門医療機関である。 ×専ら認知症患者の高度な医療

- ◉ 認知症患者の精神科病院への措置入院は、精神保健指定医2名の診断で入院が可能である。
  ×ではない主治の医師による診断のみでも、緊急時においては可能である
  ➡ 緊急時には、精神保健指定医1名の診断で72時間だけ緊急措置入院が可能である。

- ⊙ 平成21年の厚生労働省の「若年性認知症の実態調査」によれば、我が国における65歳未満で発症した、いわゆる若年性認知症の者の数は、**約4万人弱**と推計される。
  （×約1万人）

- ⊙ 若年性認知症の人が取得できるのは、**精神障害者保健福祉手帳**である。（×知的障害者手帳）
  → 脳血管性認知症やレビー小体型認知症などで、身体的な障害があれば、身体障害者手帳が取得可能である。

- ⊙ 若年性認知症の者は、精神障害者保健福祉手帳の取得や障害基礎年金等の受給が**可能である**。（×はできない）

- ⊙ 若年性認知症者が**通院**による精神医療を継続的に必要と（×入院）
  する場合には、自立支援医療の対象となり、健康保険の自己負担が軽減される。
  → 自立支援医療（精神通院医療）として、通院にかかる医療費の自己負担が1割に軽減される。

- ⊙ 若年性認知症利用者受入加算を算定するためには、若年性認知症利用者ごとに**個別に担当者を定め**、利用者の特（×個別の担当者が出勤し）
  性などに応じたサービスを提供しなければならない。
  → サービス内容を他のスタッフと共有することで、担当者が必ずしも出勤している必要はない。

- ⊙ **都道府県**は、若年性認知症の人の状態に合わせた適切な（×市町村）
  支援が図れるよう、医療、介護、福祉および雇用の関係者が連携するネットワークを構築するための会議を設置する。

- パーソン・センタード・ケア(PCC)とは、**認知症をもつ人を一人の人として尊重し、その人の視点や立場に立って理解しケアを行う認知症のケアである。**
  - ×介護者の効率を優先し、薬物療法等の医療を中心とした

- **認知症地域支援推進員**は、市町村や地域包括支援セン
  - ×主任介護支援専門員

  ターに配置され、家族等からの認知症に関する総合相談に応じ、コーディネーターの役割を担う。

- **認知症カフェ**は、認知症の人の家族に対する支援の取り
  - ×地域包括支援センター

  組みの1つであり、専門職にとっては、認知症の人やその家族の状況を把握できる場である。
  ➡ 認知症カフェは、オレンジカフェともいう。

- **認知症初期集中支援チーム**とは、認知症が疑われる者や
  - ×認知症地域支援推進チーム

  その家族を複数の専門職が訪問し、アセスメント、家族支援などの初期の支援を包括的、集中的に行う。

- 認知症ケアパスとは、**認知症の人の状態に応じた適切なサービス提供の流れを示すものであり、さまざまなサービスを含む。**
  - ×医療機関の連携を示すものなので、介護体制は含まない

- 認知症のSOSネットワークは、**警察だけでなく、介護事業者や地域の生活関連団体等が捜索に協力して、行方不明者を発見する仕組みである。**
  - ×全国の警察が協力し

2 保健医療サービス分野

Point 7 精神障害

- ◉ 気分障害の症状の出現や再燃は、環境の変化に影響を受けるが、睡眠の量や質にも影響を受ける。
  （×は影響を受けない）

  ➡ 気分障害とは、「うつ病」と、うつ状態と躁状態を繰り返す「双極性障害」のことをいう。

- ◉ 老年期のうつ病では、行動抑制、物忘れ、注意力の低下など認知症様の症状が見られることがある。
  （×は見られない）

  ➡ 動作や反応が遅く、注意力が乏しく、忘れっぽくなり、認知症と間違われやすいという特徴がある。老年期うつ病と認知症とせん妄は、似ている症状も多いため、鑑別が重要である。

- ◉ 高齢者のうつ病は、若年期と比べ、頭痛や肩こりなど身体症状を伴うことが多い。
  （×少ない）

  ➡ その他、耳鳴り、吐気、不眠、痩せるなどさまざまな身体症状が出る。

- ◉ 高齢者のうつ病は、若年期と比べ、気分・感情の落ち込みは目立たず、不安・焦燥感などが目立つ。
  （×が目立ち、不安・焦燥感が目立たないことが多い）

- ◉ 老年期うつ病では、活動意欲が低下し、行動が鈍くなり、自殺行為に至ることも少なくない。
  （×自殺行為に至ることはまれである）

  ➡ 平成26年の自殺者統計では、60代が最も多く、次いで40代、50代となっている。

- ◉ 高齢者のうつ病は、初老期に好発し、高齢者の自殺の主要な原因の1つになっている。（×原因までにはならない）

  ➡ 自殺原因の1位は健康問題であり、その中でもうつ病が一番多い。

- ⊙高齢者のうつ病の<u>背景因子</u>として、社会的役割の喪失、慢性疾患の合併などがある。（×直接因子）

- ⊙うつ症状は、降圧剤などの薬剤<u>に起因するものもある</u>。（×では起こりにくい）

- ⊙老年期うつ病の発症が疑われる場合には、他人との関わりを嫌がる<u>が、医療機関の受診ができるように支援していく</u>。（×ので、医療機関の受診はさせずに、力づけながら状況が改善するまで見守っていく）

  ⇒ うつ病になる方には、几帳面で真面目で責任感が強く今まで頑張ってきた人が多い。それがこれ以上頑張れない状況になっているので、励ましは時に追いつめてしまうため、禁忌である。

- ⊙老年期うつ病で抗うつ薬を内服している場合には、<u>ふらつきや便秘</u>などの副作用を注意深く観察する必要がある。（×下痢）

  ⇒ その他、眠気、口渇、尿閉等の排尿障害なども注意。

- ⊙高齢者のうつ病の治療には薬物療法と精神療法があるが、<u>どちらも組み合わせながら行う</u>。（×精神療法は効果がないので、薬物療法のみを行う）

- ⊙抗うつ薬によるうつ症状への効果の発現に<u>は時間を要するため、効果がないからと勝手に服薬を中断しない</u>。（×時間がかかる場合は、他の薬へ変更する）

  ⇒ 抗うつ剤の効果が出現するには、1〜2週間要する。

- ⊙<u>せん妄</u>とは、意識障害の一種で、軽度の意識混濁に、錯覚、幻覚、<u>それらに基づく妄想や興奮を伴う状態をいう</u>。（×認知症）（×はあるが、妄想を伴うことはない）

- ⊙せん妄は、さまざまな全身疾患に伴う<u>非特異的</u>な症状として出現する。（×特異的）

2 保健医療サービス分野

- 老年期のせん妄は、脳の器質的疾患によるほか(×では起こらず)、脱水、手術の影響、薬物の副作用が原因となる場合がある。
  ➡ せん妄の原因は、主に①疾患、②加齢、③薬、④入院・手術などさまざまである。

- せん妄症状は、興奮や幻覚が治まっても、再発することがある。(×治まると、その後再発することはまれである)

- せん妄症状の見られる高齢者に対しては、原因の特定と治療を行うとともに、心身の安静をはかり、必要に応じて薬物治療も行う。(×薬物治療は効果がほとんどないため、身体拘束で危険防止に努めることが最も重要である)
  ➡ 身体拘束は、さらなる混乱または動揺をさせて受傷のリスクを高める可能性があるため、できるだけ使用しない。やむをえない場合は、短期間のみ行う。

- 統合失調症においては、老年期に精神症状が緩和する場合が多い。(×悪化)

- 統合失調症の者には幻覚、妄想などの症状が現れることが多いため、服薬は勝手に中断しない。(×現れにくいため、服薬を継続しなくてよい場合が多い)

- 老年期の神経症は女性(×男性)に見られることが多く、症状として、心悸亢進、発汗、呼吸困難などのほか、漠然とした不安を訴えることがある。
  ➡ 神経症の者の頭痛、腹痛などの不定愁訴やチックなどの原因は、日常生活の中での不安であることが多い。

- アルコール依存症の原因は、遺伝要因や環境要因である。(×本人の意思や性格の問題)
  ➡ 厚生労働省によると、アルコール依存症になる原因の50〜60%は遺伝要因で、残りが環境要因によると推定されている。

- ⦿ アルコール依存症は、**精神障害者保健福祉手帳の対象となる。** ×飲酒をやめれば能力障害が生じないと判断されているため、精神障害者保健福祉手帳の対象外である

➡ アルコール依存症が原因で、長期にわたり日常生活や社会生活に障害のある者にしか手帳の申請はできない。そのため、初めてアルコール依存症と診断された場合は、6か月経過後でないと申請はできない。

- ⦿ 高齢者の**過度**の飲酒は、脳血管障害、骨折、認知症のリスク因子である。 ×適度

- ⦿ 退職や配偶者の死をきっかけに、飲酒問題が**顕在化**する場合がある。 ×潜在化

➡ 潜在化は見えていない状態、顕在化は表面化している状態。潜水艦の「潜」はもぐっていて見えない。顕微鏡の「顕」なので見えている、と覚えよう。

- ⦿ 老年期のパーソナリティ障害は、**老年期に生じる大きな性格の偏りのことで、**環境の変化が原因で発病することが多い。 ×脳の器質的疾患であり ×はまれである

➡ 老年期人格障害ともいう。症状としては、自己中心的、頑固、非協調的等がある。環境の変化等に適応できなくて（適応障害）、起こることも多い。

- ⦿ **機能性精神障害**には、老年期幻覚妄想状態、老年期気分障害、老年期神経症、などがある。 ×器質性精神障害

➡ 「機能性」と「器質性」の違いは、P.97参照。

2 保健医療サービス分野

Point 8 栄養管理

- 高齢者の食生活指針は、疾病や介護の一次予防を目的に作成されている。 ×二次予防
  → 一次予防とは病気の発生を未然に防ぐ行為のことで、健康づくりのための生活習慣の改善や予防接種、職業病対策などがある。

- 高齢者が咀嚼力の低下等により十分な食事摂取が確保できない場合には、食事の回数を多くしたり、補食を検討することが必要である。 ×1回量 ×経管栄養を

- 身体の成分組成は、水分、タンパク質、脂肪、ミネラルで組成され、高齢者では、若年者に比較して、脂肪の構成割合が低下する。 ×増加する
  → 筋肉(タンパク質)の割合は低下する。

- 仲間と一緒に食事をすることは、人とのコミュニケーションを図りながら食事を楽しむことで食が進み、低栄養のリスクを下げる。 ×食事以外に関心が向き食欲を減退させるため、低栄養のリスクを高める
  → 介護保険施設では、入所者の食事は、その者の自立の支援に配慮し、できるだけ離床して食堂で行われるよう努めなければならない。

- 保健機能食品とは、健康食品のうち、国が定めた安全性 ×医薬食品
や有効性に関する基準を満たしたものである。
  → 保健機能食品には、「特定保健用食品(トクホ)」「栄養機能食品」「機能性表示食品」の3種類がある。

- 栄養・食生活アセスメントに必要な情報は、食事調査、身体計測、生理・生化学検査の結果などである。
  ×体重測定が困難な場合、血液の生化学検査が唯一の方法

- 栄養・食生活アセスメントの測定項目のひとつである食事調査とは、実際に摂取した食事内容から現在の栄養状態を評価することである。
（×既往歴、現病歴等）
  → 高齢者の栄養状態は、摂取栄養量と栄養必要量とを比較して評価する。

- 上腕や下腿の周囲長は、寝たきりなどで体重測定が難しい場合の低栄養の判定に使われる。
（×腹部皮下脂肪厚）

- 高齢者は、代謝・吸収の機能が低下するため、栄養補助食品を必要に応じて使用する。（×使用することは控える）

- BMI（ボディ・マス・インデックス）は、肥満の程度を評価するときに用いる。（×低栄養）
  → 18.5未満がやせすぎ、18.5以上25未満が正常、25以上が肥満。

- エネルギー欠乏症とは、BMI（体格指数）18.5以下の人または通常時に体重に比べて減少率が6か月に5％以上の場合をいう。（×10％）
  → PEM（タンパク質・エネルギー欠乏症）には、クワシオルコル（タンパク質が欠乏）とマラスムス（特にエネルギーが欠乏）がある。

- 高齢者のタンパク質の推奨摂取量は、普通成人と同じでよい。（×に比べて少なくて）

- 高齢者の味覚障害では、味を薄く感じることが多い。
  → そのため味付けが濃くなる。（×濃く）

- 血清アルブミン値3.5g/dl以下では低栄養を疑う。
（×6.0g/dl以下）
  → 低栄養とは、「エネルギー源である三大栄養素」や「エネルギーをうまく利用するために必要なビタミン・ミネラル等」が欠乏している状態であり、低タンパク血症や低エネルギー状態などを含む。血清アルブミン値が低下した状態を低タンパク血症という。

- ⊙高齢者に低栄養状態をもたらす原因は、主にタンパク質やエネルギーの摂取不足である。×ビタミンとミネラル

- ⊙貧血は、栄養障害とも関連する症状であり、ヘモグロビン値が低下した状態のことをいう。×血清アルブミン
  ➡ 赤血球の構成要素であるヘモグロビンが減少した状態である。

- ⊙低栄養時には、貧血が生じやすい。×出血

- ⊙低栄養は、免疫能低下の原因となる。×亢進

- ⊙低栄養時には徐脈が生じやすい。×頻脈
  ➡ 十分なエネルギーがないため心臓の収縮能力が落ちたり、低カリウム血症などから不整脈になることもある。

- ⊙低栄養は、褥瘡の発生要因の一つである。×貧血

- ⊙浮腫や腹水が見られる場合には、低栄養も疑われる。
  ➡ 極度の低蛋白血症では、浮腫が生じる。×貧血

- ⊙低タンパク血症では、良質なタンパク質食品とともに糖質や脂肪も十分摂取した方がよい。×は制限する
  ➡ 三大栄養素が足りていないことが多いため十分摂取する。総エネルギー量も十分に摂るようにする。

- ⊙鉄欠乏性貧血がある場合には、鉄を多く含む食品と同時に、良質なタンパク質を含む食品も十分に摂取する。×脂肪
  ➡ ヘモグロビンは、鉄とタンパク質でできている。

- ⦿ 肥満の場合の食事療法は、摂取エネルギーを制限し、その他の栄養素は必要量摂取する。
  - ×するだけでなく、その他の栄養素も必要量未満に制限する

- ⦿ 糖尿病の場合は、摂取エネルギーを制限して、食物繊維の多い食品を摂取する。　×脂質
  - ➡ 肥満がある場合。

- ⦿ 糖尿病で肝炎を合併している場合には、エネルギー総摂取量を制限しつつ、タンパク質をやや多めに摂取するようにする。　×脂質
  - ➡ タンパク質の合成は肝臓で行われているので、肝機能低下があると低タンパク血症になりやすいため、多めに摂取する。しかし、肝機能低下が顕著な場合は、タンパク質の代謝産物を解毒できなくなるため、タンパク質制限を行う。

- ⦿ 腎不全では、高蛋白質の食品を少なめに摂取した方がよい。
  - ×多めに
  - ➡ 蛋白質の最終代謝産物である尿素窒素は、腎臓から捨てられるため、腎機能が低下すると排泄できなくなる。そのため、蛋白質の制限を行う。

- ⦿ 栄養障害に伴う皮膚・粘膜の症状は、ビタミンAやB群などの欠乏が原因である。　×ビタミンD　×ビタミンK
  - ➡ ビタミンB_2の欠乏により、口角炎や脂漏性皮膚炎が生じることがある。

- ⦿ 嚥下障害等により食事の経口摂取ができない状態では、医療機関への入院が必ずしも必要ではない。　×必須である

- ⦿ 高齢者の低栄養の予防や改善には、専門的な栄養管理が必要であり、介護予防サービス計画は介護支援専門員が作成する。　×管理栄養士
  - ➡ 高齢者の低栄養では、血清アルブミン値なども参考にし、多職種が共同して栄養状態の改善を図る。栄養マネジメント加算をとる場合は、栄養管理士の配置が必要である。

2 保健医療サービス分野

Point 9

在宅医療管理① 薬

- ⊙ 服用した薬剤は、主に尿から排泄されるため、尿量の確認が大切である。　×便　　×便秘

- ⊙ 高齢者では腎機能が低下しており、腎から排泄される薬の排泄が遅くなるため、薬の作用が増強することが多い。
  ➡ 副作用も増強する。　×早くなる　×減少

- ⊙ 服薬するときは、なるべく多めの水で飲むのがよい。　×少なめ
  ➡ 上半身を起こし多めの水で服用することで、胃食道逆流による食道潰瘍などの予防につながる。また、多めの水で飲むほうが十分に溶け、胃の保護にもなる。

- ⊙ 肝機能が低下している場合は、薬剤の代謝速度は遅くなる。　×速く
  ➡ 内服薬は、肝臓での代謝すなわち解毒の作用を受ける。加齢に伴いその機能が低下するため、解毒されず薬物が体内に残り、作用が出やすくなる。

- ⊙ 口腔内で溶けるOD（Oral Disintegrant）錠は、少量の水分でも溶けやすい薬剤である。
  ×口腔粘膜からそのまま吸収される
  ➡ 口腔粘膜から吸収されるのは舌下錠やバッカル錠である。

- ⊙ 痛み止めの常用は、病気による発熱を隠蔽することがある。　×悪化させる
  ➡ 多くの痛み止めは、非ステロイド性消炎鎮痛剤であるため熱も下げる。

- ⊙ 消炎鎮痛薬は、食欲不振などの副作用がある。　×低血糖
  ➡ 消炎鎮痛剤は、消化器粘膜の保護作用をブロックするので、消化器症状など起こしやすい。

- 非ステロイド性消炎鎮痛薬を内服している場合には、腎機能障害や上部消化管出血のおそれもあるので、乏尿やタール便などの出現の有無を確認する。 ×便秘や下痢
  → 「乏尿」や「無尿」とは、腎臓で尿が作られなくなっている状態。

- 高齢者が睡眠薬を服用する場合には、虚脱や歩行障害などの副作用が現れやすい。 ×下痢
  → 「虚脱」とは、力が入らないこと。

- 高齢者においては、薬の副作用で尿閉が起こることが多い。 ×ほとんどない
  → 「尿閉」とは、膀胱内に尿が貯留していても出せなくなることである。

- 前立腺が肥大している患者に尿閉を起こし得る薬剤として代表的なものに、抗ヒスタミン薬、抗うつ薬、向精神薬などがある。 ×降圧剤
  → 抗コリン薬、抗パーキンソン病薬などもある。

- 抗パーキンソン病薬の副作用には、口渇、排尿困難などがある。 ×過覚醒
  → 口渇は多くの薬で起こりやすい。パーキンソン病薬として使われるLドーパや抗コリン薬などの他に、利尿薬、抗うつ剤、麻薬などでも生じる。

- パーキンソン病の治療薬であるドーパミン製剤は、服用を突然中止すると、高熱、意識障害、著しい筋固縮などを呈する悪性症候群を生じる恐れがある。 ×不随意運動
  → 長期間使用すると、不随意運動や、幻覚・妄想等の精神症状を生じることがある。不随意運動の中で、口などが自分の意志とは関係なく不随意的にモグモグと動いたりする副作用をジスキネジアという。

- 抗不安薬の副作用には、便秘や眠気などがある。
  → ふらつきなどもある。 ×血圧上昇

2 保健医療サービス分野

- ⦿ 抗うつ薬を使用している場合には、口渇、排尿困難、嚥下障害などの副作用に注意する。　×血圧上昇
  ➡ 眠気、ふらつき、転倒、便秘などもある。

- ⦿ 降圧剤の副作用で起立性の低血圧を起こすことがある。
  ×血圧上昇
  ➡ その他、めまいやふらつき、転倒、唾液分泌低下などもある。

- ⦿ 鉄剤の副作用には、消化器症状や黒色便などがある。
  ×血圧低下　×唾液分泌亢進

- ⦿ 利尿薬の副作用には、唾液分泌低下や血圧低下などがある。　×唾液分泌亢進

- ⦿ インスリン治療中の糖尿病患者では、食事がまったくとれない場合でも、基礎分泌量に相当するインスリンが必要であるため、インスリン注射を自己判断で中止してはいけない。×、低血糖にならないよう、インスリン注射は中止する

- ⦿ インスリンの在宅自己注射をしている者の意識障害は、低血糖ばかりではなく、高血糖でも引き起こされる。
  ×低血糖で

- ⦿ インスリンの自己注射は、血糖をコントロールしやすいが、食事摂取量に留意する必要があるため、糖尿病の高齢者や家族の負担が大きい。　×必要がない
  ×小さい

- ⦿ 糖尿病の内服治療をしている高齢者では、インスリン注射をしていなくても、低血糖の症状に留意する必要がある。　×していない場合、低血糖は起こさない
  ➡ 内服薬でも起こりうる。

- ⦿ 副腎皮質ステロイド薬の長期服用中には消化性潰瘍が生

じやすいが、食欲がない場合、勝手に服用中止をしてはならない。 ×服用を直ちに差し控えたほうがよい

→ ステロイド薬を急に中止すると、再発やショック状態になることがあるため勝手に中止してはならない。

◉ 在宅の患者が使用する必要がなくなった麻薬は、医療機関に返却しなければならない。 ×自宅で廃棄処理

◉ 脳血栓は再発が少なくないので、再発防止を目的とした血圧管理と血栓防止のための服薬が重要である。 ×放射線療法

◉ 胃ろうから薬剤を注入する際には、それぞれの薬剤について、錠剤を粉砕したり、微温湯で溶解させたりしてよいか、確認する必要がある。
×適宜、粉砕したり微温湯で溶解したりして、確実に注入する

→ 製剤学的な工夫がなされている錠剤には、つぶして内服してはいけないものがある。

◉ 医師が処方した医薬品は、後発医薬品（ジェネリック）に切り替えることができるものとできないものがある。 ×すべてできる

→ ジェネリック医薬品は、医薬品副作用被害救済制度の対象となる。

◉ 漢方薬は公的医療保険の対象になるものとならないものがある。 ×すべて対象とならない

◉ 薬剤を飲みやすくする工夫として、オブラートゼリーなどを用いる。 ×ハーブ茶

→ 服薬が困難な場合には、貼付剤など他の剤型の薬剤の使用も考慮する。服薬時の水分は、水か白湯を用いる。

◉ 納豆、クロレラ、青汁に含まれるビタミンKは、一部の抗凝固薬の効果を減弱させる。 ×ビタミンD

→ ワルファリンなどの薬物の効果をなくす拮抗作用がある。

Point 10 在宅医療管理② 呼吸管理

⊙ 在宅酸素療法により、慢性呼吸不全の高齢者の症状は改善されるが、その治癒は困難である。 ×も可能である

⊙ 酸素吸入が必要な肺気腫の患者は、在宅酸素療法によって在宅生活が可能となり、外出もできるようになった。
×となったが、いまだ外出はできない

⊙ 在宅酸素療法では、引火のおそれがあるため、火気から2m以上離すことや禁煙することが必要である。
×50cm

➡ 高圧ガスボンベでも、酸素濃縮器でも、同じである。

⊙ 在宅酸素療法が適用される疾患としては、慢性閉塞性肺疾患が最も多い。 ×肺繊維症

➡ 半数以上が慢性閉塞性肺疾患である。

⊙ 在宅酸素療法は、入院しなくても導入の判断はできる。
×しなければ導入の判断はできない

⊙ 慢性閉塞性肺疾患等により動脈血炭酸ガスが上昇しやす
×動脈血酸素ガス

い患者では、安易に酸素吸入量を増やすと炭酸ガス貯留を助長する恐れがある。 ×酸素ガス

➡ 動脈血炭酸ガスとは、動脈血中の二酸化炭素のことである。これの濃度が上昇すると、頭痛、意識障害などから呼吸停止となる。この状態をCO_2ナルコーシスという。動脈血炭酸ガスが上昇すると脳のセンサーが作動し、呼吸数を増やして二酸化炭素を排出させる機能が働く。しかし、慢性的に動脈血炭酸ガスが高い人はそのセンサーが働かなくなる。代わりに、動脈血の酸素に反応するセンサーが呼吸数をコントロールしはじめる。その状態で酸素吸入量を増やすと血中の酸素量が増えすぎるため、酸素の取り込みを減らそうと呼吸数を減少させる反応が起こる。その結果、炭酸ガスが排泄できなくなり二酸化炭素の濃度が上昇し、CO_2ナルコーシス状態になる。

- ⊙在宅酸素療法を実施している場合には、酸素濃縮器にはバッテリーが内蔵されていないため、停電時などは酸素ボンベなどが必要である。
  - （×されているので、2日間程度なら停電になっても問題はない）

- ⊙在宅酸素療法で用いる酸素供給器は、旅行先でも利用できる。（×は利用できない）
  - ➡ 酸素ボンベや旅行先への酸素濃縮装置等のサービス等がある。

- ⊙在宅酸素療法で使用するボンベの航空機内への持ち込みは、可能である。（×すべて禁止されている）
  - ➡ 診断書があれば、機内持ち込みや貸出しなどが可能である。

- ⊙在宅人工呼吸療法は、主として神経難病や長期の意識障害を持つ者に利用される。（×喘息や慢性閉塞性肺疾患）
  - ➡ 自分で呼吸運動ができない、または、呼吸が弱くなる者等が利用する。

- ⊙在宅人工呼吸療法には、気管切開や挿管を行わない方法もある。（×気管切開が必要となる）
  - ➡ 気管切開や挿管により気管内にカテーテルを留置して行う場合や、口や鼻からマスクにより行う場合などがある。

- ⊙人工呼吸器を装着している場合には、機器の取り扱いや管理が複雑となるが、外出することは可能である。
  - （×ので、外出ができなくなる）

- ⊙在宅で人工呼吸器を使用している場合には、アラームが聞こえるようにしておく。（×装着者の不安を避けるため、作動が正常であればアラームは解除しておく）

- ⊙在宅人工呼吸療法を導入する場合には、家族がアンビューバッグの使い方を習得する必要がある。（×訪問介護士）
  - ➡ アンビューバックとは、人工呼吸器を装着していないときに、手動での人工呼吸をする器具である。

2 保健医療サービス分野

- ⊙ 人工呼吸器を装着して外出する場合には、外部バッテリーやアンビューバッグなどのチェックを行い、緊急の連絡先などを確認する。
  (×行うが、緊急時の連絡先は確認しておかなくてもよい)
  ➡ その他、バッテリー内蔵の吸引器または手動式や足踏み式の吸引器等も備えておく。

- ⊙ 気管切開口の消毒は、1日1回が目安である。
  (×週1回)
  ➡ 気管切開口を作ってしばらくは毎日消毒をし、その後清拭等にする場合や、また最近は、消毒そのものをしない傾向になってきている。

- ⊙ 気管切開しているとき、室内が乾燥しないように注意する。
  (×口腔から食事摂取しないように)
  ➡ 人間の鼻は加湿器の役割もしている。気管切開の場合、鼻を通らずに乾燥した空気が入るため粘膜が乾燥による損傷を受けやすい。人工鼻を気管カニューレの先端に装着して加湿する場合などもある。

- ⊙ カフエアーの交換時には、カフ上部にたまっている唾液
  (×カフ下部)
  や分泌物等を誤飲しないように慎重に吸引する。

- ⊙ 気管カニューレを挿入している患者の気管内吸引は、無菌操作で行う。(×は必要ない)
  ➡ 口腔内や鼻腔内の吸引は無菌操作は必要ない。気管カニューレを挿入している場合には、急激な呼吸状態の変化が予測されるため、気管切開部の管理を十分に行い、適切に吸引を実施し、喀痰の状態などを観察する。

- ⊙ 気管切開を行い、気管カニューレを使用する場合には、スピーチカニューレの使用により発声は可能である。
  (×全く発声ができなくなる)
  ➡ 一時的な気管切開を行った場合、発声が困難となることもあるが、カニューレの種類や材質にかなり左右される。カフなしカニューレを使用している場合や、カフありカニューレでもカフ部が柔らかいものを使用している場合は発声しやすい。また、設問のスピーチカニューレのように発声に適したものを装着することにより、さらに発声はしやすくなる。がんなどで永久的な気管切開をした場合は、声を出す喉頭を使えなくなり、喉頭を使っての発声が不可能となる。そのため、食道発声法や人工喉頭発声法という特殊な訓練を行う必要がある。

- 人工透析には、大きく分けて血液透析と腹膜透析があり、**血液透析**を行う場合、週3回程度の定期的な通院が必要となる。（×腹膜透析）

- 在宅自己腹膜灌流（CAPD）をしている場合には、**月に1～2回**は医療機関を訪問する必要がある。
  （×週1回以上）
  → 腹膜透析は日常的には自己管理で行い、定期的に通院を行う。

- 人工透析を行っている場合には、シャント側で血圧測定を**行ってはならない**。（×行う）
  → シャントとは、透析を行うための血管へのアクセスである。閉塞や出血などが起こると透析ができなくなるため、保護的に扱う。シャント側に腕時計やカバンを持つことも避ける。

- 自己腹膜灌流法（CAPD）による人工透析は、在宅での管理が可能であり、血液透析に比べて通院回数が**少ない**。
  （×多い）
  → 腹膜透析は、腹腔内にカテーテルが留置されている。寝ている間に器械を使って自動的に行う方法（APD）と、日中に数回透析液バッグを交換する方法（CAPD）がある。そのため、自己管理能力が必要である。

- パルスオキシメーターは、**動脈血中**の**酸素飽和度**を測定する。（×静脈血中）（×酸素分圧）
  → 動脈血中の酸素分圧とは酸素の濃度のことであり、それを飽和度として％で表すことができる。それを簡易に測定できるものがパルスオキシメーターである。

- パルスオキシメーターの測定値は、**貧血、末梢循環不全**、（×喘息）あるいは濃いマニキュアを爪に塗っている場合には、正確な数値を示さないことがある。
  → 動脈血の赤色の程度をセンサーで測定しているため、赤色に反応すると正確に測定できないことがある。

2 保健医療サービス分野

Point 11 在宅医療管理③ カテーテル管理等

⦿ 経腸栄養法が選択された場合でも、経口から食事を摂取することは可能である。

×、基本的には経口から食事を摂取してはならない

➡ 経口摂取が可能かどうかのアセスメントをして進める。胃ろうから経口摂取に移行しようとする場合には、多職種による経口移行計画を作成して行う。

⦿ 経管栄養では、便秘や下痢に注意が必要である。

×栄養がすべて吸収されるために、便秘や下痢の心配はない

⦿ 胃ろうからの経管栄養を受けている者が下痢になった場合には、注入速度を遅くする。

×消化吸収を速やかに行う必要があるため、注入速度を速くする

➡ 便の形状や量が変化した場合や、腹部膨満感などの症状が出る場合には、その状態により経管栄養剤の投与速度や内容の変更を検討する。

⦿ 経管栄養の場合には、錠剤の内服薬は粉砕したり、湯に溶かしての投与が可能なことがある。

×投与できないので、点滴治療となる

➡ 錠剤を粉砕せずに、55〜60℃の湯に入れ振盪させて5〜10分置いて溶かすやり方を「簡易懸濁法」という。

⦿ 胃ろうからの経管栄養食の投与は、胃食道逆流の恐れがあるため、頭部を高くした状態で実施する。

×ないため、水平に臥床した状態

➡ 高齢者は胃食道逆流が起こりやすい。

⦿ 胃ろうでは、半固形栄養剤の使用により、胃食道逆流や下痢を防止できる可能性がある。

×液体栄養剤

- ⊙ 胃ろうのバルーンカテーテルが自然抜去しているのを発見した際は、ろう孔が閉鎖しないよう速やかに主治医または訪問看護師に連絡する。〔×ろう孔が自然に閉鎖するのを確認した上で〕

  ➡ 胃ろうの管が皮膚から抜けてしまった場合には、数時間で穴が塞がってしまうことがあるため、すぐに新しいものと交換するなどの対応が必要である。

- ⊙ 胃ろうのチューブ型カテーテルを固定する際には、体表から1〜2cm程度の「あそび」を持たせるように外部ストッパーを調整する。〔×5〜6cm〕

  ➡ 胃ろうカテーテルは腹部側の形状によりチューブ型とボタン型がある。どちらも圧迫防止のため、体表からあそび部分が必要である。

- ⊙ 胃ろうを造設している場合、入浴は可能である。〔×原則として、入浴は禁止されている〕

- ⊙ 在宅での経管栄養剤は、医薬品扱いのものと食品扱いのものがあり、医薬品扱いのものは医療保険の適用となり、食品扱いのものは、自己負担となる。〔×食品の扱いとなるため、すべて〕

  ➡ 医薬品扱いの経管栄養剤は、医師の処方箋があれば医療保険が適用されるため、自己負担額は少なくてすむ。

- ⊙ 在宅中心静脈栄養療法は、経口摂取ができない患者等に高カロリー液を輸液する方法である。〔×在宅成分栄養経管栄養療法〕

- ⊙ 在宅中心静脈栄養を行っている場合には、ポート針の交換は、在宅で可能である。〔×感染予防のため必ず医療機関に入院して行う〕

- ⊙ 完全皮下埋め込み式のポート型の在宅中心静脈栄養法は、経腸栄養法に比べて感染などの合併症が多い。〔×少ない〕

2 保健医療サービス分野

- 点滴回路（点滴ルート）にフィルターを用いて在宅中心静脈栄養を行っている場合でも、感染の危険性はある。
  （×には、感染の危険性はない）

- 中心静脈栄養を行っている者は、入浴はできる。
  （×できない）

- 在宅で使用される中心静脈栄養に使用する注射薬は、病院または薬局から届けられる。
  （×から届けられるものであり、薬局から届けられることはない）

- 前立腺肥大症、膀胱頸部硬化症および尿道狭窄が原因で自然排尿が困難な場合には、一時的導尿による排尿管理を第一に考える。
  （×膀胱留置カテーテル法）
  ➡ カテーテルによる排尿管理は、その都度カテーテルを挿入して抜去する一時的導尿と、カテーテルを留置しておく持続的導尿とがある。

- 尿路感染症を繰り返す要介護者については、尿道留置カテーテルをその原因として考慮する。（×考えない）
  ➡ 膀胱留置カテーテルも尿道留置カテーテルも意味は同じである。留置カテーテルによる持続的導尿は、感染リスクが高くなる。

- 膀胱留置カテーテルを挿入している高齢者に尿路感染が疑われる場合、血液検査の主要な指標としては、CRP（C反応性タンパク）や白血球数が挙げられる。（×GOTや赤血球数）
  ➡ CRPや白血球数は炎症時、上昇する。

- 膀胱留置カテーテルを使用し、尿漏れがある場合は、カテーテルの閉塞を疑う。
  （×尿路感染）

- 膀胱留置カテーテルを留置している場合には、蓄尿バッグは、膀胱より低い位置に置く。
  （×高い位置）

⊙ がんの身体的疼痛は、**麻薬などを使用し、その投与方法は多様である。** ×制御が困難で、点滴による麻薬の投与が欠かせない

→ 点滴の他に、内服、坐薬、貼用などがある。

⊙ がんの疼痛管理では、**可能な限り痛みを除去するよう努める。** ×麻薬は習慣性があり、幻覚等の症状もきたすため、可能な限り痛みは我慢してもらう

→ がん性疼痛の80％は鎮痛剤を適切に使用することでコントロールできるといわれている。疼痛治療の第1目標「痛みに妨げられない夜間の睡眠」、第2目標「安静時の痛みの消失」、第3目標「体動時の痛みの消失」である。第1目標から目指していく。

⊙ 悪性腫瘍の疼痛管理のために麻薬を使う場合は、**便秘になることが多いので排便コントロールに留意する。** ×下痢

→ 麻薬の作用には腸管抑制があるため、ほぼ全例に便秘が起こる。その他、吐気、眠気、呼吸抑制などがある。

⊙ ホルター心電図（24時間心電図）を装着した場合は、**普段通りの日常生活を送る。** ×安静を保つ

→ 入浴・シャワー以外は、普段通りの生活ができる。

⊙ 耳式体温計は、鼓膜付近から出る**赤外線**を検出することで体温を測定するものである。 ×紫外線

⊙ 在宅で持続点滴をしている場合**であっても、訪問入浴介護を利用することができる。** ×、訪問入浴介護は利用できない

⊙ 喀痰の吸引に必要な吸引器は、介護保険により**給付されない。** ×給付される

Point 12 感染症

- ⊙ 高齢者に多い呼吸器感染症は、肺炎、気管支炎、膿胸、肺結核などである。（×マイコプラズマ肺炎）

- ⊙ 高齢者の肺炎の特徴としては、若年者に比べ誤嚥性肺炎が多いこと、また、食欲低下や全身倦怠感などの非特異的な初発症状を呈する場合が多いことが挙げられる。
（×特異的）
  → 「非特異的」とは、典型的でないということ。高齢者は多くの場合において非特異的であると押さえておこう。

- ⊙ 高齢者の誤嚥性肺炎の予防のためには、誤嚥しにくい食事への変更や口腔ケアを行う。（×まず抗菌薬の投与が必要である）
  → その他、食事時の体位や、嚥下リハビリテーションなども効果的である。

- ⊙ インフルエンザの予防方法としてはワクチン接種がある。
（×最も有効な予防方法はうがいと手洗いで）
  → 高齢者において、本人が予防接種を受けることを希望しない場合は、予防接種法に基づくインフルエンザ予防接種を行うことはできない。

- ⊙ 肺炎球菌のワクチンは、インフルエンザワクチンと同月に接種が可能である。（×接種はできない）
  → 同時接種も可能である。高齢者への肺炎球菌ワクチンは、接種後5年を経過しないと再接種できない。

- ⊙ インフルエンザ様の症状がある場合、インフルエンザ迅速診断キットの判定が陰性であっても、感染リスクはある。
（×であれば、他人に感染させるリスクはない）

- ⊙ 2週間以上続く咳や微熱がある場合には、結核を疑い、早期発見に努める。（×肺炎）

- 若年時に肺結核に罹患している場合には、高齢になって免疫が低下したときに再発することがある。
  (×免疫があるため、高齢になって再発することはない)

- 集団生活の場で結核の集団発生を予防するためには、定期的な胸部レントゲン検査によって結核感染者を早期発見することが有効である。(×喀痰検査)
  → 社会福祉施設において、65歳に達する年度以降の入所者に対し、毎年1回の定期結核検診を実施している。

- 介護サービス利用者が肺結核で排菌していることが判明した場合、その感染リスクに応じて介護者など接触者に対する健診が実施される。
  (×対してすぐに治療)

- 肺結核は、二類感染症であり、診断した医師は、直ちに保健所長を経由して都道府県知事に届けなければならない。(×市町村長)

- MRSA（メチシリン耐性黄色ブドウ球菌）の保菌者は、個室に隔離する必要はない。(×抗菌薬による除菌を行い除菌が確認されるまで個室に隔離する)

- MRSA（メチシリン耐性黄色ブドウ球菌）感染者に対しては、処置前後に、流水と石鹸での手洗いや消毒を行う。
  (×処置前)

- 介護サービス事業者は、利用者がメチシリン耐性黄色ブドウ球菌（MRSA）保菌者であることを理由に、サービスの提供を拒否してはいけない。(×拒否できる)

- 高齢者のノロウイルス感染は、汚染された食品の他にも、接触感染や飛沫感染などからの感染もある。
  (×すべて汚染された食品からの感染である)

- ⊙ノロウイルスの消毒には、**塩素系消毒薬**を用いる。
  - ×低濃度のエタノール
  ➡ 次亜塩素酸ナトリウムが用いられる。

- ⊙ノロウイルス感染症の場合、下痢などの症状がなくなっても、**便からのウイルスの排出は続く**。
  - ×ったら、感染の危険性はない
  ➡ 一般的には、症状消失後も1～2週間はウイルスの排出は続き、中には1か月以上も便からの排出がある場合もある。

- ⊙ノロウイルス感染者の吐瀉物を処理する際に、**マスク、エプロン、手袋のいずれも使い捨てのものを使用した**。
  - ×手袋のみ着用すればよい

- ⊙高齢者が感染症による下痢をしている場合には、**下痢止め（止瀉薬）は使用しない**。
  - ×脱水を防ぐため直ちに下痢止め（止瀉薬）を用いる
  ➡ 病原微生物の排出を促すため、使用しない。

- ⊙帯状疱疹の原因は**ウイルス感染**であり、治療には**抗ウイルス薬**が必要である。
  - ×細菌感染　×抗菌薬
  ➡ 水痘帯状疱疹ウイルスによる感染症である。

- ⊙帯状疱疹においては、**早期に治療を始めると、一般的に帯状疱疹後神経痛などの後遺症の出現が軽減される**。
  - ×早期に治療を始めても、後遺症の出現には関係はない

- ⊙高齢者の敗血症の原因としては、**尿路感染や胆道感染**に由来するものが多い。
  - ×ノロウイルス
  ➡ 尿路感染は高齢者で最も多い感染症である。

- ⊙B型肝炎およびC型肝炎ウイルスの感染者については、リネンや食器類等は**別にする必要はない**。
  - ×別にする
  ➡ 血液や体液による感染である。

- ⊙疥癬は<u>ヒゼンダニ</u>によって起こる。
  - ×白癬菌
  - ➡「通常疥癬」も「ノルウェー疥癬または角化型疥癬」もヒゼンダニが原因で生じる。角化型疥癬は、免疫低下者が感染し、発生するダニが何百万匹にもおよぶ。

- ⊙ノルウェー疥癬（角化型疥癬）では、タオルなど肌に直接触れるものは<u>共用せず、予防衣や手袋も着用する。</u>
  - ×共用しないが、予防衣や手袋の着用は不要である
  - ➡ノルウェー疥癬では、隔離も必要である。

- ⊙通常疥癬は、<u>発症者の隔離は不要である。</u>
  - ×施設内で集団発生することがあるため、発症者を強制的に隔離する
  - ➡肌に直接触れるものは共用しないが、予防衣や手袋の着用までは不要である。

- ⊙いわゆる水虫の原因は、白癬（はくせん）菌というカビであり、体幹に感染する<u>こともある。</u> ×ことはない
  - ➡陰部や頭部にも起こる。爪白癬では、抗真菌薬の内服投与が治療の基本となる。

- ⊙カンジダは、健常人の皮膚に常在する<u>カビ</u>の一種である。
  - ➡真菌である。　×ウイルス

- ⊙感染症では、<u>高タンパク血症</u>を呈することもある。
  - ×高脂血症
  - ➡防御反応として「抗体」という蛋白質が産生されるため、高タンパク血症となることがある。

- ⊙ウイルスや細菌との関係が深いとされる疾患には、<u>胃がん、幹細胞がん、成人T細胞性白血病（ATL）</u>などがある。
  - ×肺がん、子宮体がん

Point 13 急変時・災害時の対応

- ⦿ 高齢者は、<u>非典型的症状</u>を呈することが多いため、急変時には、現病歴だけでなく、既往歴の把握も重要である。
  - ×典型的症状

- ⦿ 高齢者の場合、急変時にみられる痛みや呼吸困難などの<u>訴えがないこと</u>が多い。
  - ×訴えがあること

- ⦿ 高齢者は、感染症に罹患すれば、<u>必ず発熱するとは限らない</u>。
  - ×必ず発熱する

- ⦿ 意識レベルを用いる指標として、我が国では3-3-9度方式(Japan Coma Scale)が広く用いられており、数値が<u>大きいほど</u>意識レベルが低いことを示す。
  - ×小さいほど
  - ➡ P.147 コラム「3-3-9度方式(Japan Coma Scale)」参照。

- ⦿ 意識障害を把握する3-3-9度方式(Japan Coma Scale)において、刺激しても覚醒しない状態は<u>100. 200. 300の3桁</u>の点数で示される。
  - ×1. 2. 3の1桁
  - ➡ P.147 コラム「3-3-9度方式(Japan Coma Scale)」参照。

- ⦿ 意識状態の評価において、呼びかけにより覚醒<u>しても、意識障害があることもある</u>。
  - ×するのであれば、意識障害はないと判断する
  - ➡ 3-3-9度方式においては、2桁の10の状態である。意識レベルは、全身状態とバイタルサインと並んで患者の重症度や緊急性の指標となる。

- ◉心肺蘇生のABCとは、気道確保、人工呼吸、心臓マッサージの3つを指す。　×静脈路確保

- ◉麻痺や言語障害が出現した場合は、それが一過性であっても、医療機関の受診を検討する。
  ×た場合、医療機関は受診しなくてもよい
  ➡ 脳出血や脳梗塞等の可能性があるため、受診は必要である。

- ◉気道を確保するためには、頭部を後屈させ、下顎を挙上する。　×前屈　×胸につけるようにする
  ➡ 誤嚥防止のためには、逆に頭部を前屈させる。

- ◉異物による上気道の閉塞の場合には、心窩部を強く圧迫することにより、異物の除去を試みる。　×胸部
  ➡ 施行者が、対象者の背部からおへその少し上くらいに施行者の握りこぶしを当て、反対の手でその握りこぶしを包むようにして素早く手前上方(内側の頭側)へ圧迫するように突き上げるやり方を「ハイムリック法」という。「背部叩打法」などもある。

- ◉嘔吐した場合には、側臥位にして口腔内に吐物が残っていないかを確認する。　×仰臥位
  ➡ 窒息が疑われる場合も、直ちに異物の有無を確認し、あればその除去を試みる。

- ◉心筋梗塞は、激しい前胸部痛が主症状であるが、左肩への放散痛の形をとることもあるので注意する。　×腰部
  ➡ 放散痛または関連痛ともいう。他にも、喉の痛み、背中の痛み、吐気などさまざまである。また、糖尿病性神経障害などがあれば、痛みを感じない「無痛性心筋梗塞」などもある。

- ◉心室細動の場合には、握りこぶしで前胸部を叩くことで、心拍が再開することがある。　×心窩部
  ➡ 心室細動とは、心室がけいれんを起こしている状態だとイメージしよう。処置をしないと心停止になる危険な不整脈である。原則は、AEDなどの除細動を行うが、除細動器がない場合は、前胸部叩打法を行う場合もある。

2 保健医療サービス分野

- ◉ 高齢者では、狭心症でも胸痛の程度が軽いことがある。
  - ×重い

- ◉ 血圧低下とともに大量の黒色便を認めたため、すぐに医師に報告した。
  - ×が、鮮紅色ではなかったため、問題はないと判断した

- ◉ 血圧低下による重要臓器の末梢循環が著しく障害された状態をショックという。
  - ×敗血症
  - ➡ ショックを起こすと全身に酸素供給ができず、重要臓器が酸欠状態となり、生命が危険となる。緊急性が高いため、速やかに対処が必要である。

- ◉ 黒い便を見たら、上部消化管出血を考える。
  - ×下部消化管出血
  - ➡ タール便ともいう。コーヒー残渣様の吐物も、上部消化管からの吐血を考える。気道や肺などの呼吸器官からの出血は喀血という。

- ◉ 激しい下痢が続いたため、水分摂取を促した。
  - ×控えさせた
  - ➡ 特に、高齢者は体液保有量が少なく脱水を起こしやすいため、こまめな水分補給が重要である。下痢により、水分だけでなく電解質なども失われているため、水分摂取は水よりも経口補水液など電解質を含むものが適している。

- ◉ 転倒により下肢の骨折が疑われたため、下肢を動かさないようにした。
  - ×下肢を動かして痛みや麻痺の確認をした
  - ➡ 無痛性骨折などもあり、必ずしも痛みがあると限らない。

- ◉ 在宅医療支援診療所が定期訪問している高齢者であっても、38度の発熱がある場合は、診療所に連絡する。
  - ×連絡せずに、救急要請を優先する
  - ➡ 急変時に予想される事態への対応、緊急受信先等をあらかじめ、主治医や家族と共有しておくことが望ましい。

◉災害対応として、深部静脈血栓症／肺塞栓症（いわゆるエコノミークラス症候群）は、**長時間同じ姿勢でいることから生じやすいので、こまめに足を動かすことなどで予防する。** ×安静を保持して予防する

➡ 血管内で血液が固まり血栓が形成されると、それによって血管が閉塞することがある。血栓は血流低下すると起こりやすいため、運動することで血流低下を予防する。

3−3−9度方式（Japan Coma Scale）

簡易に意識レベルを評価できるスケールです。
9つを全部覚えるのではなく、大きい3つの枠組みを押さえておきましょう。

3−3−9度方式（Japan Coma Scale）

	0	意識清明
Ⅰ 覚醒している （1桁の点数で表現）	1	見当識は保たれているが意識清明ではない
	2	見当識障害がある
	3	自分の名前・生年月日が言えない
Ⅱ 刺激に応じて 一時的に覚醒する （2桁の点数で表現）	10	普通の呼びかけで開眼する
	20	大声で呼びかけたり、強く揺するなどで開眼する
	30	痛み刺激を加えつつ、呼びかけを続けると辛うじて開眼する
Ⅲ. 刺激しても 覚醒しない （3桁の点数で表現）	100	痛みに対して払いのけるなどの動作をする
	200	痛み刺激で手足を動かしたり、顔をしかめたりする
	300	痛み刺激に対し全く反応しない

この他に、R：不穏　I：糞便失禁　A：自発性喪失を加えて、たとえば200-RAと表現する。

Point 14 ターミナルケア

- 心臓、肺、肝臓などの臓器不全の場合には、個人差はあるものの、日常生活は自力で行えないことが多い。
  （×死の間際まで行えることが多い）

- がんの場合には、個人差はあるものの、短い期間で急速に身体機能が低下していく。（×長い期間にわたり徐々に）

- 老衰や認知症などの場合には、個人差はあるものの、長
  （×がん　×筋萎縮性側索硬化症）
  い期間を要して徐々に機能が低下していくため、最期を予測することが難しい。

  ➡ ターミナル期の3つの軌道として、①がんは重要臓器への転移などで急速に身体機能が低下、②内臓疾患は時々急性憎悪したり合併症を併発しながらしだいに身体機能が低下、③老衰や認知症は数年から10数年という単位で緩やかに身体機能が低下していく。

- 高齢者の状態が悪化した場合、医療を受けるかどうかの判断は、本人の意思が尊重される。
  （×本人の意思よりも、残される家族の意思が優先されるべきである）

- 臨死期においては、本人を安心させるため、本人への声かけを促すなど家族に対する働きかけが重要となる。
  （×死が間近に迫り本人の意識が低下し始めた場合には、聴覚も消失するので、語りかけや声かけを行う必要はない）

  ➡ 聴覚は最後まで残るといわれているため、応答がなくなっても最後まで語りかけ、最期まで看取るようにする。

- ホスピスケアにおいては、患者が死亡した後の遺族を対象としたケアも含まれる。（×は含まれない）

- ⦿ 在宅ホスピスケアでは、**苦痛の緩和、患者と家族に安心を与えること、日常生活、自然な経過などを重視した医療を行う。**

  > ×死の看取りに関する考え方として、苦しみの軽減・除去を優先し、その結果、死期を早める場合があるのはやむを得ない

- ⦿ 在宅では、臨終時に家族のみで対応することもあり得るため、家族に対する看取りの準備教育として、**身体の変化、緊急時の連絡方法、死亡確認の方法、死亡時刻の記録**などが必要になる。　×死亡診断書の書き方の指導

  ➡ 在宅における家族への死の教育の目標は、家族の不安を解消しながら、同伴者として最期までそばに寄り添うことを可能にすることである。また、患者が死に向かっていることを家族に正しく理解してもらうことが重要である。

- ⦿ 終末期にある療養者の家族に対する予期悲嘆への援助では、**傾聴、受容、共感などが大切である。**

  > ×積極的に励ます必要がある

  ➡ 予期悲嘆とは、差し迫った喪失を予期したときに起こる悲嘆反応のことである。死別に対するこころの準備を整え、死別が現実のものとなったとき、その衝撃や悲嘆を少しでも軽くするのに役立つといわれている。第一期には感情や思考が麻痺し、第二期には悲しみ・怒り・罪悪感などが生じ、第三期には、死別が近いという現実への認知的対処が可能になる。家族の予期悲嘆を表現できるよう支援することは、家族に対して看取りへの心の準備を促すことにつながる。

- ⦿ 末期がん療養者は、退院時に起居動作ができたとしても短期間でADLの低下など状態の悪化が予測されるため、**介護ベッドの早期導入**を計画する。

  > ×再入院のためのベッド確保

  ➡ 在宅における家族に対する看取りの支援は、医師、看護師、介護支援専門員などが行う。要介護認定を受けていない場合は、その援助を行う。

- ⦿ がんや慢性疾患の場合には、**本人の状態を考慮し、在宅ケアにこだわることなく、医療機関への入院を選択肢として想定しておく必要がある。**

  > ×入院という選択肢を情報提供する必要はない

  ➡ 最期に限らず、症状緩和が図れない場合などは、一時的な入院による対応を検討する必要がある。

- 家族に在宅で看取る意向があっても「後方支援の病院において家族が看取ることも可能である」という説明は行う。 ×説明は行うべきではない

- チェーンストークス呼吸は、重症心不全や脳出血などのときに生じる呼吸である。 ×睡眠時無呼吸症候群に特徴的な
  ⇒ チェーンストークス呼吸とは、無呼吸期を伴う周期性呼吸で、無呼吸→小さい呼吸→大きい呼吸→小さい呼吸→無呼吸を繰り返す。末期的な状態のときにも起こる。

- 呼吸のたびに顎であえぐような下顎呼吸が始まると、1〜2時間後に死亡することが多い。 ×2〜3日後に
  ⇒ 死の直前の呼吸の状態は、通常まず下顎呼吸が起こり、その後、ゆっくりした深い呼吸となり、最終的には呼吸停止が起こる経過をたどる。

- 終末期においては、嚥下機能が低下し肺炎を起こしやすいので、口腔ケアは行う。 ×控える

- 末期がん患者の疼痛緩和は、身体的側面のみとして捉えるのではなく、精神的側面や社会的側面、スピリチュアルな側面からも捉える必要がある。 ×のみ焦点を当てる
  ⇒ 全人的苦痛「Total Pain」といわれており、それらすべてをアセスメントしケアを考える。そのため、医療処置のみだけでなく、さまざまなアプローチが必要である。

- がんの疼痛管理において、頻回の痛みの訴えのある場合には、鎮痛剤の量や内容の検討を行う。 ×睡眠導入薬を用いて睡眠時間を増やすことを最初に検討する
  ⇒ 最終手段として、睡眠導入薬による鎮静も行うこともある。

- 末期がん患者の疼痛緩和には、第一段階として非オピオイド鎮痛薬を用いる。 ×オピオイド鎮痛薬
  ⇒ オピオイド鎮痛薬とは、脳に直接作用して強い鎮痛作用を現す薬剤で、弱オピオイド薬と強オピオイド薬とある。疼痛緩和では、まず非ステロイド性抗炎薬のような非オピオイド薬を使用し、効果が得られなければ、弱オピオイド薬→強オピオイド薬へと変更していく。オピオイド薬には、麻薬性のものと非麻薬性のものがある。

- 終末期においてリハビリテーションを行うことは、療養者のADLの維持、改善により、可能な限り高いQOLを保つとともに、痛みや苦痛を和らげることにもつながる。
  （×が、痛みや苦痛を和らげることにはならない）
  ➡ 老衰や認知症などの場合には、廃用症候群の悪化を予防するために、リハビリテーション専門職の定期的な関わりや評価が必要である。

- 死亡診断は、医師（歯科医師を含む）にのみ許される行為である。
  （×行為であるが、医師の許可または依頼があった場合に限り、担当看護師も行うことが可能である）

- 医師は、継続治療している患者で24時間以内に診察を行った場合に限って、死亡確認することなく死亡診断書を交付することができる。
  （×の場合）

- 死亡診断書に記載されている死亡時刻は、生物学的な死亡時刻以外も記入できる。
  （×医師が到着後に死を確認した時刻でなければならない）
  ➡ 医師が到着して死亡確認をした時間や、家族の同意により最後の呼吸をした時間等にする場合がある。

- 治る見込みがなくなった場合、最期を迎えたい場所として、半数以上の人が自宅と答えている。
  （×病院）

- 介護老人福祉施設において、入所者または家族の同意を得て、医師、看護師、介護職員等が共同して看取りの支援を行った場合には、看取り介護加算を算定できる。
  （×同意を得ていなくても）
  ➡ 看取り介護加算は、看取り介護を受けた入所者が死亡した場合に、死亡日を含めて30日を上限として算定される。

2 保健医療サービス分野

Point 15 【給付】訪問看護

- 介護保険における訪問看護の対象者は、要介護者である。
  ×リハビリテーションを必要とし、要介護認定を受けている高齢者

- 介護予防訪問看護の対象者には、末期の悪性腫瘍の患者は含まれない。×含まれる
  → 介護予防訪問看護にはターミナルケアは含まない。

- 訪問看護の役割には、介護負担の軽減を図るため、必要なときに家族関係の調整を行い、介護できる家族環境を整える家族支援は含まれる。×含まない
  → 在宅療養者が気持ちよく生活できるよう、食事・排泄・清潔などの基本的な生活を整えるケアも含まれる。

- 訪問看護師が行う残存機能を活かした入浴介助や排泄介助などの生活支援も、訪問看護のリハビリテーションに含まれる。×含まない

- 指定訪問看護事業者は、医師による訪問看護指示書がなければ、訪問看護を行うことはできない。
  ×訪問看護師が訪問看護計画を作成し、医師との間でこれを共有することで、医師による訪問看護指示に替えることができる
  → 指定介護予防訪問看護の提供にあたっても、同様に訪問看護指示書が必要である。

- 訪問看護開始時における主治の医師の指示書のとおりにサービスを提供していても、訪問看護報告書を主治医に定期的に提出する。
  ×いれば、訪問看護報告書を主治医に定期的に提出する必要はない

- ◉ 主治医から交付される訪問看護指示書の有効期間は、**1か月から6か月**である。
  （×3か月以内）
  → 有効期間が切れると訪問看護が提供できなくなるため、有効期間が切れる際には新しい訪問看護指示書を交付してもらう。

- ◉ 利用者の意向の反映の機会を保障するため、看護師等は、<u>訪問看護計画書</u>の内容を利用者に説明し、同意を得て、交付する。（×居宅サービス計画書）

- ◉ 要介護者に対して医療保険と介護保険の両方から給付が可能な場合には、<u>介護保険</u>を優先して適用する。
  （×医療保険）

- ◉ <u>末期の悪性腫瘍</u>は、医療保険による訪問看護の対象とな
  （×うつ病　×早期がん）
  る「厚生労働大臣が定める疾病等」に該当する。
  → 本来は介護保険が優先するが、医療依存度が高くなった場合には医療保険が優先となる。医療依存度が高くなる場合とは、①厚生労働大臣が定める疾病である場合、②特別訪問看護指示書が出た場合、③精神科訪問看護指示書が出た場合の3つである。医療依存度が高いとどうしても回数が増えてしまうため、介護保険を利用した場合、単位数が減り他のサービスが十分に受けられない可能性がある。そのため、医療は医療保険で賄うと理解しよう。厚生労働大臣が定める疾病等は20疾患あるが、医療依存度の高い難病（ALSや、ヤールの分類Ⅲ以上のパーキンソン病など）や、人工呼吸器を装着している者などがある。

- ◉ 急性増悪時に主治医が特別訪問看護指示書を交付した場合には、訪問看護はその指示の日から<u>2週間</u>に限って、<u>医療保険</u>から給付される。　　　　　　　　（×1か月）
  （×介護保険）
  → 急性増悪時に主治医から特別訪問看護指示書の交付を受けた場合には、指定訪問看護事業者は、その指示の日から2週間に限って、介護保険の訪問看護費の支給を受けることができない。原則として月1回の交付とされているが、気管カニューレを使用している、あるいは真皮を超える褥瘡がある等の場合は、月2回まで交付を受けることができる。月2回交付されるケースでは、医療保険を利用してほぼ毎日、訪問看護が受けられることになる。

2 保健医療サービス分野

- 認知症対応型グループホームの利用者は、介護保険による訪問看護を利用することはできない。 ×医療保険
  → 訪問看護が必要な場合は、医療保険で利用できる。

- 訪問看護ステーションは、緊急時24時間連絡体制を義務付けられていない。 ×いる

- 指定訪問看護事業者は、看護師等に、その同居家族である利用者に対して指定訪問看護を提供させることができない。 ×できる
  → 看護師の同居家族の看護を自分が行う場合、保険は利用できない。

- 訪問看護のリハビリテーションは、訪問看護師の他、理学療法士、作業療法士または言語聴覚士でも行うことができる。 ×理学療法士や作業療法士が行うこととされており、訪問看護師が行うことはできない

- 訪問看護ステーションから訪問する場合、理学療法士、作業療法士が訪問する場合でも、訪問看護と分類される。 ×は、訪問リハビリテーション

- 急変時の医療的な対応についての相談を受けたり、緊急時訪問を行う訪問看護の24時間ケアを提供した場合には、緊急時訪問看護加算の支給を受けることができる。 ×特別管理加算

- 緊急時訪問看護加算は、1人の利用者に対し、複数の事業所について算定できない。 ×算定できる

- 真皮を超える褥瘡の状態にある特別な管理を必要とする利用者に対して、計画的な管理を行った場合には、「特別管理加算」を算定することができる。 ×算定することができない
  → その他、経管栄養、気管切開、透析、点滴ポートなど多種ある。

- 特別管理加算の対象者に対する1回の訪問看護提供時間が通算して1時間半を超える場合には、「長時間訪問看護加算」を算定することができる。
  (×1時間)

  → 訪問看護の基本介護報酬は、①20分未満、②30分未満、③30分以上60分未満、④60分以上90分未満、の4種類がある。最大の90分を超えた場合に算定できる。

- 利用者がその家族等の同意を得て、暴力行為のある利用者に、同時に複数の看護師等が訪問看護を行った場合には、「複数名訪問看護加算」を算定することができる。
  (×長時間訪問加算)

  → 利用者の身体的理由により同時に2人の看護師によって訪問看護を提供した場合にも「複数名訪問看護加算」が算定できる。

- 在宅の利用者に対して、その死亡日および死亡日前14日以内に2日以上ターミナルケアを行った場合は、ターミナルケア加算が算定できる。
  (×死亡日前1か月)
  (×2回)

  → 24時間連絡できる体制が加算要件。

- 訪問介護事業所の利用者に対し、喀痰吸引等に係る特定行為業務を円滑に行うための支援を行った場合には、看護・介護職員連携強化加算を算定できる。
  (×生活機能向上連携加算)

- 退院または退所にあたり、指定訪問看護ステーションの看護師等が、病院等の主治の医師その他の職員と共同し、在宅での療養上必要な指導を行い、その内容を文書により提供した後に訪問看護を行った場合には、「退院時共同指導加算」が算定できる。
  (×退院・退所加算)

Point 16 【給付】訪問リハビリテーション・通所リハビリテーション

- ◉訪問リハビリテーションは、居宅要介護者を対象としている。(×心身に障害があるため外来・通所リハビリテーションが困難な高齢者のみ)

- ◉訪問リハビリテーションは、病院、診療所、介護老人保健施設から、理学療法士、作業療法士または言語聴覚士が訪問する。(×病院、診療所、介護老人保健施設および訪問看護ステーション)(×研修を受けた看護師)

- ◉訪問リハビリテーションは、医療保険による給付と介護保険による給付がある。(×介護保険による給付のみである)

- ◉訪問リハビリテーションの実施にあたっては、医師の指示が必要である。
  (×では、訪問リハビリテーション計画を作成して実施されるため、必ずしも医師の指示は必要ない)

  → 医療系のサービスは、医師の指示が必要である。

- ◉介護保険の訪問リハビリテーションのみを利用する場合であって、すでに居宅サービス計画が作成されているときであっても、訪問リハビリテーション計画を作成する。
  (×は、訪問リハビリテーション計画を作成する必要はない)

- ◉指定介護予防訪問リハビリテーションについては、訪問リハビリテーション計画に基づいて実施し、モニタリングも行う。(×期間を定めて、計画を作成してサービスを提供するため、モニタリングは行わなくてもよい)

- 介護予防訪問リハビリテーションでは、モニタリングの結果、特に問題がない場合でも、**指定介護予防支援事業者に報告をしなければならない。**

  （×には、必ずしも介護予防サービス計画を作成した指定介護予防支援事業者に報告をしなくてもよい）

  ➡ 他の事業者もすべて共通の内容である。

- 訪問リハビリテーションにおいては、福祉用具の利用や住宅改修について、専門的立場から適切な助言を提供する**ことも重要である。**（×必要はない）

- 訪問リハビリテーションにおいては、ある程度、要介護度別に重点的目標を設定することが可能である。このうち要支援者では、一般的に**予防的リハビリテーション**が主体となる。（×治療的リハビリテーション）

  ➡ 要介護度別リハビリテーションの目安として、①要支援者には「予防的リハビリテーション」として閉じこもり防止や活動的な生活の援助、②要介護1と2の者には、「自立支援型リハビリテーション」として、ADL・IADLの自立、対人交流の活性化および社会参加につなげる、③要介護3～5の者には、「介護負担軽減型リハビリテーション」として、ADLを中心に生活機能の維持と、介護者の負担を軽減する。

- 指定訪問リハビリテーション事業者は、あらかじめ指定訪問リハビリテーションの**利用料以外**の費用の額も決めておかなければならない。（×利用料のみ）

  ➡ 他の事業者もすべて共通の内容である。利用料以外の費用とは、実施地域以外でのサービスの際の交通費などがある。

- 訪問リハビリテーションの短期集中リハビリテーション実施加算は、**退院・退所日、または初めて要介護認定を受けた日から起算して3か月以内に短期に集中的にサービスを提供した場合**に加算できる。

  （×退院日から3か月以内に行われた場合）

2 保健医療サービス分野

- ⊙ 通所リハビリテーション（一般にデイケアと呼ばれる）が提供できる事業者は、病院、診療所および**介護老人保健施設**に限られる。（×介護療養型医療施設　×介護老人福祉施設）
  → 訪問リハビリテーションと同じである。

- ⊙ 指定介護予防通所リハビリテーション事業所においては、利用者の生活機能を向上するために、**医師および、理学療法士または作業療法士または言語聴覚士**を確保しなければならない。（×必ず理学療法士または作業療法士）
  → その他、看護職員や介護職員なども必要である。人員基準は、通所リハビリテーションも同様である。

- ⊙ 通所リハビリテーションは、**介護保険の給付だけである。**（×医療保険による給付と介護保険による給付がある）
  → 医療保険によるものは「通院リハビリテーション」という。

- ⊙ 通所リハビリテーションの目的は、**心身機能の維持・回復、ADLやIADLの維持・回復など**である。（×ADLの回復のみ）
  → その他、コミュニケーション能力または社会関係能力の維持・回復、認知症症状の軽減と落ち着きある日常生活の回復、社会交流の機会の増加などである。

- ⊙ 通所リハビリテーションにおいては、**医師および理学療法士、作業療法士その他通所リハビリテーション従業者は、共同して通所リハビリテーション計画を作成しなければならない。**（×常に理学療法士がリハビリテーションの計画を立案し、作業療法士、言語聴覚士、介護福祉士等に指示を行う）
  → 通所リハビリテーション計画は、利用者またはその家族に対して説明し、利用者の同意を得なければならない。また利用者に交付しなければならない。

- ⊙ 通所リハビリテーション従業者は、それぞれの利用者について、通所リハビリテーションの計画に従ったサービスの実施状況およびその評価を**診療記録**に記載する。（×介護記録）

- ◉ 通所リハビリテーションは、**個別に行うものと集団で行うものがあり、**それぞれ利用者の状態・状況に応じてプランを立てる。　×集団で行うもののみがあり、

- ◉ 通所リハビリテーション計画は、**居宅サービス計画の内容に沿って作成しなければならない。**
　×すでに居宅サービス計画が作成されている場合には、作成しなくてもよい

- ◉ 介護老人保健施設に併設されている通所リハビリテーション事業所においては、通所リハビリテーション計画の作成は、**医師および理学療法士、作業療法士その他通所リハビリテーション従業者が、共同して行う。**
　×介護老人保健施設の介護支援専門員が行うことが望ましい
  ➡ 個別援助計画は、「共同して」作成するというのがポイントである。

- ◉ 嚥下障害のための食事摂取のリハビリテーションは、通所リハビリテーションの計画に位置づけることが**できる。**　×できない

- ◉ 通所リハビリテーションでは、個々の利用者に応じたリハビリテーションを提供するため、同時に、一体的にサービスを提供できる人数の上限は、**利用者の人数と専従する従業者の員数によって異なる。**
　×5人までとされている

- ◉ 介護療養型医療施設における理学療法については、**介護保険**から給付される。　×医療保険

- ◉ 通所リハビリテーションにおける短期集中個別リハビリテーション実施加算は、1週につきおおむね**2日以上、1日につき40分以上**実施した場合に算定できる。
　×3日以上、1日につき1時間以上

2 保健医療サービス分野

Point 17

【給付】居宅療養管理指導

- ◉居宅療養管理指導とは、居宅要介護者に対して、医療機関や薬局の医師、歯科医師、薬剤師などにより行われる療養上の管理および指導である。
  (×治療および世話)

- ◉居宅療養管理指導を利用できるのは、通院が困難な要介護者に限られる。(×限られない)

- ◉居宅要介護者は、介護保険のサービスを受ける際、医師が必要であると判断した場合、居宅療養管理指導を利用できる。(×必ず居宅療養管理指導を利用しなければならない)

- ◉居宅療養管理指導は、区分支給限度基準額が適用されないサービスである。(×の範囲内で適用される)
  ➡ 居宅療養管理指導は、月あたりの回数制限があり、種類によって回数は異なる。

- ◉医師が利用者の同意を得たうえで、居宅介護支援事業者に対し、居住サービス計画の作成に必要な情報提供を行った場合は、居宅療養管理指導が算定できる。
  ➡ 歯科医師も含む。(×算定できない)

- ◉医師が行う指定居宅療養管理指導で、居宅サービス計画作成に必要な情報提供は、原則として、サービス担当者会議に参加して行う。
  (×介護認定審査会に対し、療養上の留意点に関する意見を述べる)
  ➡ サービス担当者会議は、居宅療養管理指導を行う医師または歯科医師が利用者宅を訪問するときに、開催することが可能である。

- 医師が行う指定居宅療養管理指導では、利用者の家族に対して介護方法等の指導を行う。

  ×利用者に提供した内容を居宅介護支援事業者に報告しなければならない

- 居宅療養管理指導で、主治医は、サービス担当者会議への参加が難しい場合は、原則として、文書等により介護支援専門員に必要な情報提供を行う。×口頭

  ➡ 他の事業者も同様に、サービス担当者会議への参加が難しい場合には、文書等により情報提供を行う（照会という）。

- 介護支援専門員は、居宅療養管理指導を行う医師に対して、居宅療養管理指導以外のサービスについて意見を聴くことができる。×できない

- 保険医療機関または保険薬局が居宅療養管理指導を行う場合には、介護保険法に基づく事業者としての指定を受けていなくても、指定があるものとみなされる。

  ×必ず、介護保険法に基づく指定事業者としての申請を行い、改めて指定を受けなければならない

  ➡「みなし指定」という。

- 利用者の居宅を訪問して薬剤師が行う居宅療養管理指導は、薬局の薬剤師と医療機関の薬剤師ができる。

  ×薬局の薬剤師に限定されており、医療機関の薬剤師は行うことができない

  ➡ 薬局の薬剤師が行う場合は、医師や歯科医師の指示により作成した「薬学的管理指導計画」に基づいて指導する。

- 居宅療養管理指導における薬剤管理指導は、医師の処方による薬剤だけでなく、市販の医薬品、漢方薬、健康食品や一般食品が影響し合う可能性を確認する。

  ×薬剤だけの薬品の影響の

  ➡ 提供した居宅療養管理指導の内容については「診療記録」を作成し、医師・歯科医師に報告し、介護支援専門員にケアプラン作成などに必要な情報提供を行う。

2 保健医療サービス分野

- ⊙ 歯肉の状態が悪い患者が、定期的に歯科医師から口腔ケアについて指導を受けている場合は、居宅療養管理指導が算定できる。
  (×算定できない)

- ⊙ <u>歯科医師</u>の指示に基づき、歯科衛生士が口腔内清掃を
  (×医師)
  行った場合は、居宅療養管理指導が算定できる。
  ➡ まず歯科医師が必要と判断した利用者に対し、口腔機能スクリーニングを実施・アセスメントし、「管理指導計画」を作成し利用者や家族に交付する。そのうえで、必要に応じて、口腔内の清掃、有床義歯の清掃、摂食・嚥下機能に関する実地指導を行うとともに、利用者とその家族に対して、指導に関する情報提供および指導・助言を行う。その内容および解決すべき課題の改善等に関する要点等を、指示を行った歯科医師に報告する。

- ⊙ 口腔内の清掃または有床義歯の清掃に関する指導は、歯科衛生士だけでなく、保健師や看護師、准看護師も行うことができる。
  (×だけが)

- ⊙ <u>管理栄養士</u>は、利用者ごとの栄養ケア計画を作成し、こ
  (×栄養士)
  れに基づき栄養管理を行うことにより、居宅療養管理指導費を算定することができる。
  ➡ 特別食を提供する必要がある利用者や低栄養状態であると医師が判断した利用者に行う。具体的には、栄養補給や栄養食事相談の内容や方法等について指導を行う。食生活に配慮が必要な場合は、医師を通じて介護支援専門員に情報提供を行う。

- ⊙ 訪問看護師が療養上の相談および支援を行った場合には、居宅療養管理指導費を算定できる。
  (×算定できない)
  ➡ 訪問看護ステーションの看護師が居宅療養管理指導をする場合は、事業所が居宅療養管理指導の指定を受けておく必要がある。

⊙ 人工呼吸器を装着している患者に対して、看護師が医師の指示に基づき日常生活指導を行った場合は、居宅療養管理指導は算定できない。
　　　　　　　　×が算定できる

→ 人工呼吸器の管理の一環としての指導であるため、「訪問看護」になる。訪問看護サービスを受けている利用者は、看護師による居宅療養管理指導は受けることができない。

⊙ 定期的に通院や訪問診療を受けている場合、訪問看護師が療養上の相談および支援を行った場合には、居宅療養管理指導費は算定できない。
　　　　　　　　×を算定できる

→ その他、訪問看護、訪問リハビリテーション、短期入所生活介護、短期入所療養介護、特定施設入居者生活介護、認知症対応型共同生活介護等のサービスを受けている間は対象にならない。

> [!NOTE]
> **提供者について**
>
> 居宅療養管理指導の提供職種は大きく5つ！　覚えておきましょう。
>
> ①医師・歯科医師
> ②薬剤師
> ③管理栄養士
> ④歯科衛生士
> ⑤看護職員
>
> このうち看護職員による居宅療養管理指導は、最後の問題にあるように多くのサービスと併用できません。介護保険のサービス提供開始から6か月の間に2回しか利用できないもので、「お試し訪問看護」とイメージするとよいでしょう。
> 要介護認定の主治医の意見書で、「4. 生活機能とサービスに関する意見」の「(5)医学的管理の必要性」の「看護職員の訪問による相談・支援」にチェックがあれば利用可能です。

Point 18 【給付】短期入所療養看護・介護療養型医療施設

- 短期入所療養介護の役割は、短期間入所させ、看護、医学的管理の下における介護および機能訓練その他必要な医療並びに日常生活上の世話を行うことである。
  (×緊急の治療を集中して)
  ➡ 短期入所療養介護は、医学上の問題を有する者を対象とする。

- 喀痰吸引を必要とする要介護高齢者は、介護老人保健施設での短期入所療養介護の利用はできる。
  (×を利用できない)

- 短期入所療養介護では、投薬以外の診療も行うことができる。
  (×は行ってはならない)

- 短期入所療養介護は、日常生活の自立を助けるため、必要なリハビリテーションを行わなければならない。
  (×行わなくてもよい)
  ➡ リハビリテーション以外の内容として、①疾病に対する医学的管理、②装着された医療機器の調整・交換、③認知症患者への対応、④緊急時の受け入れ、⑤急変時の対応、⑥ターミナルケアなどがある。

- 短期入所療養介護を提供している介護老人保健施設において、多職種で共同して個別リハビリテーション計画を作成し、実施した場合には、個別リハビリテーション実施加算を算定できる。
  (×サービス提供体制強化加算)
  ➡ 実施するのは、リハビリ3職種である。

- 短期入所療養介護では、居宅サービス計画にない場合でも、緊急時の利用は可能である。
  (×できない)

- 短期入所療養介護における、緊急短期入所受入加算は、居宅サービス計画にない短期入所療養介護を緊急に行った場合に、7日を限度として算定できる。
  (×4日)
  → 認知症行動・心理症状緊急対応加算を算定している場合は算定できない。

- 在宅の終末期ケアにおいても、介護負担が急激に増えたとき等には、短期入所療養介護の利用を検討する。
  (×は検討しなくてよい)

- 短期入所療養介護は、家族の冠婚葬祭等を理由でも利用できる。(×一時的に入所し、医学的管理を行うことが目的であり、家族の冠婚葬祭等を理由とした入所はできない)
  → 家族の疾病・冠婚葬祭・出張等により、家族の身体的および精神的な負担の軽減を図るための利用、いわゆる「レスパイトケア」として利用することができる。

- 短期入所療養介護は、療養病床を有する診療所では、提供できる。(×できない)
  → その他提供できるのは、①介護老人保健施設、②介護療養型医療施設、③療養病床を有する病院や診療所、④診療所である。

- 短期入所療養介護で、入所が4日以上になる場合は、居宅サービス計画に沿って短期入所療養介護計画を作成しなければならない。
  (×3日以上)
  → 短期入所療養介護の入所期間が3日以内の利用者に対しては短期入所療養介護計画を作成しなくてもよい。

- 短期入所療養介護は居宅サービス計画書に基づいて提供されるが、短期入所療養介護計画書の作成は、義務付けられている。(×いない)
  → 短期入所療養介護計画は、入所が4日以上になる場合、「管理者」が他の従業者と協議のうえ策定する。

- 短期入所療養介護では、利用者には、検査、投薬、注射、処置等の診療を行うことができる。 ×行ってはならない

- 短期入所療養介護では、あらかじめ、短期入所用のベッドを確保しておく必要はない。 ×確保しておかなければならない
  → 短期入所療養介護では、空いているベッドを使用してサービスを提供している（空床利用型）ため、あらかじめ専用居室を設ける必要はない。短期入所療養介護の利用者と入所サービスの利用者を合わせた数が、施設全体の定員を超えなければ、それぞれの定員を決める必要はない。

- 短期入所療養介護の介護報酬は要介護度、短期入所させる施設の種類等に応じて設定されている。 ×要介護度別だけで
  → 施設の種類別のなかでも、その機能や人員配置、療養環境の違いに合わせて、短期入所療養介護費と加算が細かく設定されている。

- 介護予防短期入所療養介護は、介護予防サービスであり、対象は要支援者である。 ×施設サービスであるので、要支援者は利用できない
  → 介護予防短期入所療養介護は、利用者間の交流や社会性の回復等にも効果的なサービスとして提供される。

- 特定短期入所療養介護は、難病やがん末期の要介護者などが、一定の基準を満たした短期入所療養介護事業所において日帰り利用を行うサービスである。 ×要支援者
  → 医療依存度が高い重度の方のデイサービスとイメージしよう。療養通所介護と対象者は同じである。

- 指定介護療養型医療施設は、患者の入院に際して、居宅介護支援事業者に対する照会等により、患者の心身の状況、病歴、居宅サービス等の状況の把握に努めなければならない。 ×からの情報は使用せず、独自に調査して

- ⦿ 指定介護療養型医療施設は、要支援者は入院できない。
  (×医師が入院治療の必要を認めれば、要支援者でも入院できる)
  → 介護保険施設は、要支援の利用はできない。

- ⦿ 指定介護療養型医療施設には、療養病床を有する病院、療養病床を有する診療所、老人性認知症疾患患者療養病棟を有する病院がある。
  (×療養病床を有する病院と診療所だけである)

- ⦿ 老人性認知症疾患療養病棟は、BPSD(認知症の行動・心理症状)のために在宅や他の施設での療養生活が難しい要介護者が入院する施設である。
  (×療養病床)

- ⦿ 指定介護療養型医療施設の施設サービス計画は、医師の治療の方針だけでなく、入院患者の希望やアセスメントの結果に基づき作成される必要がある。
  (×だけをもとに)

- ⦿ 指定介護療養型医療施設の入院継続の必要性については入院患者の心身の状況等から定期的に検討することとされている。
  (×3か月ごと)

> **column 療養機能強化型の介護療養型医療施設**
>
> 介護療養型医療施設は、社会的入院が多いため廃止の方向に動きましたが、医療依存度が高い人たちの需要もあり、廃止はされませんでした。2015年の法改正で新たに「療養機能強化型」の基準が設置され、従来の介護療養型医療施設よりも、それぞれ手厚い医療・介護が受けられます。
> AとBの2種類あり、認知症の割合やターミナルケアなどいくつかの要件を満たすことで算定できます。
> 介護療養型医療施設には、従来のものと、療養機能強化型と大きく2つあるということです。

Point 19 【給付】介護老人保健施設① 特徴

- ◉介護老人保健施設には、在宅復帰施設としての役割・機能があるが、在宅生活継続を支える役割もある。
  （×のみがある）
  ⇒ 通所リハビリテーションや訪問リハビリテーションなどの提供をすることで在宅生活を支えている。

- ◉介護老人保健施設は、病状が安定期にあり、要介護1以上の認定を受けた者を対象とする。（×2）
  ⇒ その他「入院治療の必要がないこと」、「リハビリテーションが必要なこと」も対象とする。

- ◉介護老人保健施設の入所者は、病状が安定期にあり、看
  （×介護老人福祉施設）
  護、医学的管理の下における介護および機能訓練その他必要な医療を要する要介護者である。

- ◉介護老人保健施設は、在宅復帰を目指す施設であるが、看取りも行う。（×あるため、看取りは行わない）

- ◉介護老人保健施設は、地域の住民やボランティア団体等との交流を活用する。（×が制限されている）
  ⇒ 地域に開かれた施設として、家族介護者や地域のボランティアなどがケア技術を習得する支援等に努める。

- ◉介護老人保健施設の開設者は、地方公共団体、医療法人、社会福祉法人その他の厚生労働大臣が定めた者に限られ、都道府県知事の許可を受けなければならない。
  （×市町村長）

- ⦿ **介護老人保健施設の施設長は、医師以外の者でも可能である。**
  ×医師でなければならない

  ➡ 原則として、都道府県知事の承認を受けた医師に当該介護老人保健施設を管理させなければならないが、都道府県知事の承認を受け、医師以外の者に管理させることができる。またその場合の介護老人保健施設を管理する者は、特別養護老人ホームまたは養護老人ホームの施設長等老人の福祉に関し相当の知識、経験および熱意を有し、過去の経歴等を勘案して、介護老人保健施設の管理者としてふさわしいと認められるものであること。

- ⦿ **介護老人保健施設は、常勤の医師を置かなければならない。**
  ×あらかじめ協力病院を定めている場合には、医師を置く必要はない

  ➡ 入所者100人あたり1人の医師を配置する。

- ⦿ **介護老人保健施設では、従業員として、薬剤師の配置が定められている。** ×いない

  ➡ 入所者300人あたり1人の薬剤師を配置する。

- ⦿ **介護老人保健施設が配置する支援相談員は、職種規定はないが、介護福祉士など介護老人保健施設にいる職種がその職務につく。** ×介護支援専門員でなければならない

  ➡ 入所者100人あたり1人の支援相談員を配置する。また、入所者の処遇に支障がない場合は、介護支援専門員が兼務することができる。その他、入所者100人あたり1人以上の「栄養士」、「介護支援専門員」、「理学療法士、作業療法士、言語聴覚士のいずれか」を配置する。

- ⦿ **介護老人保健施設は、要介護度や所得の多寡を理由にサービスの提供を拒否することが禁止されている。**
  ×できる

  ➡ 提供拒否ができるのは、入院治療の必要がある場合、その他入所者に対して適切な施設サービスを提供することが困難な場合である。

- ⦿ 介護老人保健施設入所者の病状の急変に備えて、あらかじめ、**協力病院**を定めておかなければならない。
  - ×協力病院と協力歯科医療機関
  - ➡ 協力病院を定めるのは義務であるが、協力歯科医療機関は「定めておくよう努めなければならない」という努力義務である。病院と診療所を合わせて医療機関という。

- ⦿ **小規模介護老人保健施設**には、サテライト型、医療機関
  - ×介護老人保健施設

  併設型、分館型がある。
  - ➡ サテライト型と医療機関併設型は入所定員は29名以下であり、分館型は人数規定はない。サテライト型とは、本体施設と離れた場所に作られた施設であり、本体の介護老人保健施設と職員の共有等ができる。本体施設とサテライト型施設は、自動車等による移動に要する時間がおおむね20分以内の近距離である。

- ⦿ **医療機関併設型介護老人保健施設**とは、病院または診療
  - ×分館型介護老人保健施設

  所に併設され、入所者の在宅復帰の支援を目的とする定員29人以下の介護老人保健施設をいう。
  - ➡ 分館型介護老人保健施設は、本体の介護老人保健施設が複数の医師を配置している病院・診療所に併設されていることと、本体の介護老人保健施設と一体的な運営を行うことが条件であり、特殊な地域に認められた形態である。

- ⦿ **介護療養型老人保健施設**とは、療養病床から転換した夜
  - ×介護療養型医療施設

  間の看護体制などがある老人保健施設のことである。
  - ➡ 介護療養型医療施設の削減・廃止の転換先として作られた施設である。

- ⦿ 介護老人保健施設は、介護保険法に基づき、入所者に対する衛生管理に必要な**措置を講じなければならない**。
  - ×措置を講じ、その内容を最寄りの保健所に届けなければならない

- ⦿ 介護老人保健施設では、感染症や食中毒の予防やまん延の防止のため、指針を**策定するとともに**定期的に介護職員等に対する研修を行う。
  - ×策定するかまたは

⦿介護老人保健施設は、感染症または食中毒の予防および まん延防止のための委員会を開催しなければならない。
　　　　　　　　（×医師が配置されているため、開催しなくてもよい）

➡「感染対策委員会」を概ね3か月に1回以上定期的に開催するとともに、その結果について、介護職員その他の従業者に周知徹底をしなければならない。また、規則で定める感染症または食中毒の発生が疑われる際の「対処等に関する手順」に沿った対応を行わなければならない。

⦿介護保険施設における食事代や理美容代については、入所者の同意があれば、徴収することができる。
　　　　　（×同意がなくても）

➡ 食事代や理美容代は原則、自己負担である。

⦿介護老人保健施設の利用者が健康手帳を有している場合には、健康手帳の医療にかかるページに、提供した介護保険施設サービスに関し必要な事項を記載しなければならない。（×記載するよう配慮する）

➡ 介護保険施設に入所した場合は、被保険者証にも、入所・退所の年月日および施設の種類と名称を記載しなければならない。

⦿介護老人保健施設は、入所者の退所に際しては、希望している指定居宅介護支援事業者に対する必要な情報の提供のほか、サービス提供者との密接な連携に努める。
　　　　　　（×提供のみをすればよい）

⦿介護老人保健施設は、入所者が居宅において日常生活を行うことができるかどうかについて、医師、看護師、介護職員、支援相談員等が定期的に協議し、検討しなければならない。　　　（×6か月に1回）

2 保健医療サービス分野

Point 20 【給付】 介護老人保健施設② 加算

⊙ 介護保険施設の施設サービス費における栄養マネジメント加算を算定するためには**常勤の管理栄養士**を1名以上配置しなければならない。（×常勤の栄養士または経験のある栄養士）

→ 管理栄養士が非常勤である場合や、調理業務の委託先にのみ配置されている場合は算定できない。

⊙ 介護保険施設の栄養マネジメント加算で、**栄養スクリーニング**（×栄養アセスメント）を踏まえ、入所 (院) 者ごとの解決すべき課題を把握することを、「**栄養アセスメント**」（×栄養スクリーニング）という。

→ 栄養スクリーニングとは、低栄養状態のリスクを施設入所時に把握すること。

⊙ 介護老人保健施設の栄養マネジメント加算では、入所者の栄養状態を施設入所時に把握するとともに、**施設長の管理のもと、医師、管理栄養士、歯科医師、看護職員、**（×医師の管理のもと管理栄養士が）**介護支援専門員、その他の職種の者が共同して栄養ケア計画を作成し、定期的に評価し、必要な見直しを行う。**

→ 栄養マネジメント加算は、入所 (院) 者または家族に説明し同意を得られた日から算定できる。また、管理栄養士は、関連職種と共同して食事摂取状況や食事に関するインシデント・アクシデントの事例等の把握を行う。

⊙ 介護保険施設の栄養マネジメント加算で、低栄養状態に陥るリスクが低い者は、おおむね**3か月**（×6か月）ごとに栄養状態のモニタリングを行う。

→ 栄養スクリーニングで把握した低栄養のリスクのレベルに応じて、モニタリング間隔を設定する。低栄養のリスクが高い者は2週間ごと、低栄養のリスクが低い者は3か月ごとにモニタリングを行うとともに、入所者全員に少なくとも1か月に1回は体重測定を行い、栄養状態の把握を行う。栄養ケアマネジメントは、低栄養のリスクに関わらず、入所者全員に対して実施すべきものである。

- ◉ 若年性認知症の入所者を受け入れた場合には、介護報酬
  （×認知症）
  の加算を算定できる。
  ➡ 若年性認知症利用者受入加算。

- ◉ 介護老人保健施設の認知症専門ケア加算は、認知症の入所者に対して専門的な認知症ケアを実施した場合に、1日単位で算定できる。
  （×1か月）
  ⇒認知症介護について一定の経験を有し、国や自治体が実施または指定する認知症ケアに関する専門研修を修了した者が介護サービスを提供する。

- ◉ 介護老人保健施設での認知症行動・心理症状緊急対応加算は、認知症の行動・心理症状が認められるため在宅での生活が困難であり、緊急に入所することが適当であると医師が判断した場合に、算定できる。
  （×医師が往診）
  ➡ 入所日から7日を限度に算定できる。その他、認知症の加算には、「認知症ケア加算」、「認知症短期集中リハビリテーション加算」、「認知症情報提供加算」などがある。

- ◉ 介護老人保健施設は、歯科医師から指示を受けた歯科衛生士が、介護職員に対して口腔ケアに係る技術的助言および指導を行った場合は、口腔衛生管理体制加算を算定できる。（×技術的指導を受けた介護職員が口腔ケア）
  ➡ 歯科医師または歯科医師の指示を受けた歯科衛生士が、介護職員に対する口腔ケアに係る技術的助言および指導を月1回以上行っている場合に算定。

- ◉ 介護老人保健施設での口腔衛生管理加算は、歯科医師の
  （×口腔衛生管理体制加算）
  指示を受けた歯科衛生士が、入所者に対し口腔ケアを月4回以上行った場合に、算定できる。
  ➡ 「口腔衛生管理加算」と「口腔衛生管理体制加算」は似ているが、「体制」という言葉が入っているほうが、介護スタッフに対する指導をしていると押さえよう。「口腔衛生管理加算」は、「口腔衛生管理体制加算」を算定していない場合には算定できない。

- 介護老人保健施設には、肺炎、尿路感染症または帯状疱疹について、投薬、検査、注射、処置等を行った場合の加算がある。(×が必要になった場合、他の医療機関から往診を依頼できる)

  → この3つの疾患のみに「所定患者施設療養費」として、1月に1回、連続する7日を限度として算定できるが、「緊急時施設療養費」を算定した日は算定不可である。帯状疱疹は抗ウイルス剤の点滴注射を必要とする場合に限る。

- 介護老人保健施設の緊急時施設療養費は、緊急時等にやむを得ない事情により行われる医療行為につき算定できる。(×情報提供)

  → 1月に1回、連続する3日を限度として算定できる。①意識障害または昏睡、②急性呼吸不全または慢性呼吸不全の急性増悪、③心筋梗塞を含む急性心不全、ショック、④重篤な代謝障害(肝不全、腎不全、重症糖尿病等)、⑤その他薬物中毒等で重篤なものに対して算定できる。

- 介護老人保健施設において、多職種で共同して個別リハ (×理学療法士が) ビリテーション計画を作成し、実施した場合には、個別リハビリテーション実施加算を算定できる。

- 介護老人保健施設のターミナルケア加算の算定において、入所者または家族等の同意に基づくターミナルケアに係る個別計画の作成が必須である。(×望ましい)

  → 死亡した日の30日以前のターミナルケアについて1日単位で算定できる。本人またはその家族等の同意を得て、入所者のターミナルケアに係る計画を作成し、医師、看護師、介護職員等が共同して、随時、本人またはその家族への説明を行い、同意を得てターミナルケアが行われていること。

- 入所前後訪問指導加算は、介護老人保健施設の入所者が、居宅ではなく他の社会福祉施設等に入所する際にも、本人の同意を得て実施する場合に、算定することができる。
  (×本人の同意があっても、退所後、居宅ではなく他の社会福祉施設等に入所する場合には、算定できない)

- 介護老人保健施設での在宅復帰・在宅療養支援機能加算の算定には、入所者が希望する指定居宅介護支援事業者への情報提供が要件となる。×は要件とならない
  → 算定要件として①在宅復帰率が30%超であること、②退所後30日以内(要介護4・5の場合は14日以内)に居宅を訪問し、または指定居宅介護支援事業者から情報提供を受けることにより、当該退所者の居宅における生活が1か月以上継続する見込みであることを確認し、記録していること、③ベッド回転率が5%以上であること、がある。

- 介護老人保健施設に1か月以上入所した者が自宅に帰る場合に、指定居宅介護支援事業者に、本人同意のうえで必要な情報提供を行い、かつ、その事業者と連携して退所後の居宅サービスの利用の調整を行った場合には、退所前連携加算が算定される。
  ×入所前後訪問指導加算

介護保険施設の特徴と人員基準

		特徴	入所者100人あたりの人員基準		
			医師	看護職員:介護職員	その他
介護系	介護老人福祉施設(特別養護老人ホーム)	・介護メイン ※原則要介護3以上	非常勤1名	3人:31人	ケアマネ1人 生活相談員1人
医療系	介護老人保健施設	・リハビリが必要 ・病院と在宅との中間施設	常勤1名	9人:25人	ケアマネ1人 理学療法士、作業療法士、言語聴覚士のいずれか1人 支援相談員1人
医療系	介護療養型医療施設 ①療養病床を有する病院 ②療養病床を有する診療所 ③老人性認知症疾患療養棟	・常時医学的管理が必要	常勤3名	17人:17人	ケアマネ1人 ※医療施設の種類によって人員が異なる

※ 看護介護職員は、入所者3人に1人配置のため、100人あたり合わせて34人となる。

第3章
福祉サービス分野

福祉サービス分野の出題傾向と学習ポイント

福祉サービス分野も①基本問題と②給付サービス問題とに分けて見てみましょう。基本問題と給付問題の割合は、半分ずつくらいです。

	①基本問題	②給付サービス問題	
介護支援分野 (25問)	介護保険 のしくみ (全体像)	・介護支援サービス問題 　(ケアマネジメント) 　　ケアマネスの役割 　　介護予防支援 　　居宅介護支援 　　施設介護支援 ・全サービスの広く浅い問題	6～8問
保健医療 サービス分野 (20問)	医療の専門的 知識問題	・医療系サービスの 　広く深い問題	2～6問
福祉サービス分野 (15問)	福祉の専門的 知識問題	・福祉系サービスの 　広く深い問題	7～8問

① 基本問題

ここでは、福祉の専門的知識が問われます。その内容は、福祉のスキルと関連制度 (関連する法律) がメインです。

- 相談面接における基本姿勢
- コミュニケーション技術
- 社会資源の活用
- 生活保護法
- 高齢者虐待防止法
- 成年後見制度
- 日常生活自立支援事業

などが頻出です。

福祉のスキル等は、ある意味サービス問題ともいえます。覚える！　というより、どんな対応をするか、どんな分類

があるか、などを押さえておけば正答に導きやすいものが多いです。

関連制度に関する問題では、虐待に関する問題は制度だけでなく統計問題も出るので、高齢者虐待の傾向を押さえておきましょう。

② 給付サービス問題

福祉系サービスは、医師の指示が不要なサービスで、全体に占める割合も高いので、この分野では出題数も必然と多くなります。

- 訪問介護
- 通所介護
- 短期入所生活介護
- 介護老人福祉施設

などが頻出ですが、特に訪問介護と介護老人福祉施設はしっかりと押さえておくべきサービスです。

特に訪問介護は他のサービスに比べて、要介護者と要支援者でその提供内容の異なる部分が大きいため、違いをしっかり押さえておくことが重要です。

Point 1 高齢者ケア・ソーシャルワーク① 共通スキル等

- **その人のできないことだけに着目するのではなく、できることも評価する視点**が重要である。
  （×が何かアセスメントし、それに対して重点的にアプローチすること）
  → プラス面を重視するが、そのプラス面とは「残存機能」ではなく「潜在的生活機能」といい、適切な技術をもって働きかけることよって引き出すことのできるものである。

- **国際生活機能分類 (ICF) における生活機能の3つのレベルとは、①心身機能・身体構造、②活動、③参加**である。
  （×介護）
  → 生活機能は人の生きることのレベルを表すプラス面の包括用語である。

- **国際生活機能分類 (ICF) とは、3つの生活機能とそれに影響を与える健康状態、環境因子、個人因子の相互関係を評価したもの**である。（×身体的な機能から）
  → これら6つの要素は、「相互関係」をもつ。ICFの大きな特徴は、各因子の相互関係を重視し、一人の人間の生きることを総合的に見ることである。

- **高齢者ケアにとっては「生活機能」が重視されるため、**
  （×「健康状態」が最も）
  ICFは、環境因子や個人因子なども考慮しながら生活機能に働きかける。（×健康状態の側面の対応を中心としている）

- **「心身機能・身体構造」、「活動」、「参加」のそれぞれのレベルについて目標を立てることが必要**である。
  ×のうち、「心身機能・身体構造」は治らないため、「活動」と「参加」の目標を立てることが重要

- 活動制限や参加制約の原因となっているのは、**クライエントによって異なるため、ICFで広くアセスメントし、対応することが重要**である。

  ×心身機能の障害であり、常にその原因の除去に最大の支援の力点が置かれるべき

- 面接場面では、相談援助者がクライエントの心理を予測**するために、予備的共感を行う。**

  ×することを防ぐために、予備的共感をしてはならない

  ➡ 予備的共感とは、準備的共感ともいわれ、面接前に得られるいくつかの情報からクライエントの直面している困難やその生活史から予測される心理的抵抗や気遣いをクライエントの立場に立って予想し、それへの共感的姿勢を準備しておくことである。

- 時間配分、情報のまとめ方、相談関係の維持や確認などの面接場面の構造的な配置に関わる内容は、コミュニケーション技術に**含まれる。** ×含まれない

- クライエントが自由に話せるように、初回面接の最初に、**オープンクエスチョン**を多用した。

  ×イエス・ノー形式の質問

  ➡「開かれた質問」ともいう。

- ソーシャルワークの面接技術として、クローズドクエスチョンは、**利用者が混乱してしまって収拾つけ難いときなどに効果を発揮することがある。**

  ×相談援助者の意図を含むことによってクライエントの答えを誘導してしまうので使用しない

  ➡ 運動性失語症などの言語障害がある場合にも、適している。

- ソーシャルワークの面接技術として、利用者の情緒面の反応を確認し、その意味を考察し、クライエントに伝えることによって、面接の焦点が絞られてくる。

  ×確認することは、利用者を感情的にさせてしまうので、原則として行わない

  ➡ 利用者の誤解を正したり、情報を提供したり、対人関係や環境整備についての助言や提案を行ったりすることも、必要な技術である。

- 相談援助者の職業倫理として、クライエントから相談を受けていることを、近隣住民に話して生活の様子を尋ねることはしてはならない。

  ×話して、近隣住民にその生活の様子を尋ねた

- クライエントの職業に個人的興味があるという理由だけで、クライエントに聴いてはならない。

  ×あったので、クライエントに詳しく聴いた

- 個人情報の扱いについてクライエントに説明し了解を得た上で、サービス提供者にクライエントの情報を提供した。　×了解を得ずに

  ➡ 相談者（ワーカー）は、クライエントが打ち明けた情報をクライエントの許可なく第三者に漏らしてはならない。

- 事例検討会での検討内容を自分の家族に話してはならない。　×話した

  ➡ 退職後も、クライエントから相談があったことについては守秘義務の範囲である。また、クライエントの表情や家族の様子についても、同様である。

- 職業倫理の違反を予防するためにも、スーパービジョンは有効である。　×身内に相談すること

  ➡ スーパービジョンとは、援助者「スーパーバイジー」が指導者「スーパーバイザー」から受ける管理・教育・指示などを指し、それによって専門家としての熟成を図るものである。その結果、利用者へのサービスが量的にも質的にも最高の水準となるように向かう。

- ◉要介護認定に関して虚偽の事実を申告したとクライエントから聞いたので、**まずはその経緯や理由についてクライエントから説明を受けた。** ×すぐに市町村に報告して、認定却下の手続きを進めた

- ◉クライエントからサービスについて苦情を言われたので、**事実確認を行うとともに、対応検討を行った。** ×「自分のせいではない」と主張した

- ◉面接中にクライエントが泣き出したため、**理由を聞くとともに、その内容を受容し、対応した。** ×黙って面接を中止し、クライエントを残してその場を去った

- ◉クライエントに対しデイサービスについてさまざまな情報を伝え、どの事業者のデイサービスを利用するかを**クライエントが決めた。** ×援助者が決めた

- ◉ワーカーは、認知症の人が自分自身で判断が難しいときでも、**自分で判断し対応できるように支援していく。** ×代わりに決定を下すようにする

---

column ソーシャルワークの種類

対象が個人か小集団か地域かによって、呼び方が異なりますが、その意味さえ押さえておけば難しくない分類ですね。ミクロは小さい、マクロは大きい、メゾは中間という意味です。

①ミクロ・ソーシャルワーク（個別への支援）
　個別援助技術・ソーシャルケースワークともいう。
②メゾ・ソーシャルワーク（小集団への支援）
　集団援助技術・ソーシャルグループワークともいう。
③マクロ・ソーシャルワーク（地域への支援）
　地域援助技術・ソーシャルコミュニティワークともいう。地域の仕組みづくりをしているとイメージしよう。

Point 2 ソーシャルワーク② ミクロ、メゾ、マクロ等

- ワーカーは、クライエントの問題を理解することの妨げになるので、ワーカー自らの感情をコントロールしなければならない。(×クライエントが表出する感情には対応しない)
  ➡ 統制された情緒関与の原則である。

- 強い怒りを表出しているクライエントとの面接では、受容・共感しつつも、ともに怒ることはしない。
  (×一緒に怒りを共有する)

- 援助相談者は、サービスに対するクライエントの理解を妨げないように、専門用語や外来語はなるべく使わないようにして情報の提供を行う。
  (×本人が自分の状態を正しく理解するために、専門用語を駆使して)

- インテーク面接は、利用者と面接者との相談目的のために設定された面接であるが、1回で終了する必要はない。
  (×終了しなくてはならない)
  ➡ インテーク面接は受付面接ともいう。相談目的のために設定された場面で初めて出会い、状況と課題を確認し、機関や制度の提供できるサービスと突き合わせてその後の援助の計画を話し合い、契約を結ぶ過程の総称である。ミクロ・ソーシャルワークの最初の段階である。

- インテーク面接では、クライエントが言っていることだけではなく、非言語的な要素からも情報を収集する。
  (×から)
  ➡ 援助機関や援助者ができることおよび提供できるサービスについて具体的に説明し、その説明に対するクライエントの反応を注意深く観察する。

- インテーク面接の経過については、その後に状況が変化することもあるので、**すぐに記録する。**
  (×すぐに記録する必要はない)
  → インテーク面接では、所属機関にその事例に関する情報がまだないことが通常なため、正確・迅速な記録が求められる。

- 援助困難事例への対応方法として、初回訪問時にクライエントが支援を拒否した場合でも、**何度も訪問を続け、**
  (×は、クライエントの意思を尊重し、その後の支援は中止する)
  機会を捉えて話しかけたり、相手に共感的理解を示したり、継続した働きかけを行う。

- 家族間の葛藤には複雑な背景があることもあり、多少の助言では改善されないことも**多いが、それでも家族関係の調整的援助を行っていく必要がある。**
  (×多く、家族の間の調整がクライエントとの信頼関係を崩壊させる原因ともなるため、できるだけ控えるべきである)

- クライエントに認知症やサービスについての理解や知識が不足している場合、**知識や情報を必要に応じて提供する。**
  (×でも、その状態を認めることが大切であり、知識や情報の提供は行わない)

- 攻撃的な人に対しては、距離をおいて見守りながら、**個別的ニーズの全体像を把握することが望ましい。**
  (×クライエント自ら援助者に歩み寄るのを待つ)

- 地域包括支援センターの社会福祉士による、高齢者を虐待する家族への面接は、**ミクロ・ソーシャルワーク**である。
  (×マクロ・ソーシャルワーク)

- 特別養護老人ホームの生活相談員による入所者に限定したグループ活動は、**グループワーク**である。
  (×コミュニティワーク)

3 福祉サービス分野

- 集団援助技術とは、ワーカーが集団におけるメンバーの相互関係のダイナミックな動きを意図的に活用するものである。
  - ×期待して見守るやり方

- 集団援助技術として、グループでの体験は、社会的行動の学習の場となる。
  - ×地域援助技術
  → グループでの活動が、さらなる新たな交流を生み、プログラム外で活動が生まれたりもする。

- ソーシャルグループワークのグループ内で類似の問題を持つ他のメンバーの発言を聞くことは、問題を抱えている人が自分の問題との共通性に気づく機会となる。
  - ×さらに落ち込むため避けるべきである
  → 共通の問題を発見することは、孤立感などの殻を破ることにもつながる。

- ソーシャルグループワークで、メンバーは場面ごとに異なる役割を担うことで、自らを見つめ直したり、新たな自信を得たりする機会となる。
  - ×いつも同じ役割
  → リーダーになったり、傍観者になったり、教えてもらう立場になったりする。

- ソーシャルグループワークで、プログラムの円滑な実施を図るため、ワーカーはリーダーであったり、援助者となったりと、必要に応じてさまざまな役割を担う。
  - ×常にグループ内でリーダーとしての

- 集団援助技術として、メンバーは参加したり、離れて観察したりすることは自由で、その体験が多くの学習機会となる。
  - ×固定したメンバーで活動を行うことが重要なので、メンバーがグループから離れていることをグループワーカーは認めるべきではない

- ソーシャルグループワークで、ワーカーは、グループ全体としての活動を展開するだけではなく、**メンバーの個別的なニーズにも働きかける。**（×し、個別的な援助は行わない）

- ソーシャルグループワークで、グループ内で対立が起きた場合には、**ワーカーは介入する。**
（×メンバーの主体的な活動を重視し、ワーカーは介入すべきではない）

- NPOによる地域住民とともに行う地域開発は、**地域援助技術**である。（×個別援助技術）

- コミュニティワークには、社会福祉協議会による認知症の人や家族介護者のための地域サービスの整備は**含まれる。**（×含まれない）

  ⇒ その他に、「地域包括支援センターによる地域住民のための認知症サポート養成講座」、「福祉サービスの利用者集団のための権利擁護活動」、「地域にある既存の保健・福祉サービスをニーズに合うように改善すること」、「震災被災者等に対するボランティアグループを組織化すること」、「地域住民が福祉に関する情報を入手したり、相談ができるような環境を整備すること」などさまざまな活動が含まれる。

- コミュニティワークでは、多様な年代の人々や、文化的背景をもった人々との交流を促進するため、**地域住民とさまざまな専門職が協働して、**地域のニーズを把握し、活動していく。（×専門職だけで）

- コミュニティワークは、**社会福祉協議会がその中心的役割を担いながら、NGOやNPOなども組織されている。**
（×自治体や社会福祉協議会だけが実施できる）

3 福祉サービス分野

Point 3 社会資源活用・障害者福祉・後期高齢者医療制度

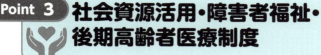

- 介護支援専門員には、フォーマル（公式）サービスとインフォーマル（非公式）サービスの連携を図ることも求められている。　×フォーマルサービスのみの活用を重視することが

- 介護支援専門員には、雪落としやごみ回収、配食サービス、移送サービスなどさまざまなサービスの活用が求められている。　×雪落としやごみ回収などのサービスの活用は求められていないが、配食サービスや移送サービスの活用は求められている

➡ 要介護者等自身の能力・資産・意欲といった内的資源を活用することも求められている。

- 介護保険によるフォーマルなサービスには、株式会社や有限会社といった企業が提供する介護サービスは含まれる。　×含まれない

➡ 介護保険以外のフォーマルなサービスとして、①年金や生活保護制度といった所得保障サービス、②医療保険サービス、③配食サービス等の市町村が実施している保健福祉サービス、④利用者の人権や公正を守るサービスである成年後見制度や日常生活自立支援事業など、⑤サービス付き高齢者向け住宅等の住宅に関わるサービス、⑥緊急通報システムなどの安全を守るためのサービス等がある。市町村窓口や社会福祉協議会などで情報を収集し、活用していく必要がある。

- 一般的に、インフォーマルなサポートは柔軟な対応が可能だが、安定した供給が困難な場合もある。　×フォーマル

➡ 要介護者の別居中の子どもや親戚、近隣等の資源も、介護支援専門員が活用すべきインフォーマルサポートに含まれる。

- インフォーマルな社会資源には、明確には制度化されていない当事者組織や相互扶助団体は含まれる。　×含まれない

- 民生委員・児童委員は、社会資源の一つであり、高齢者に対する見守りや相談支援を行っている。
  （×行っていない）
  ➡ 民生委員は、厚生労働大臣から委嘱されている無償ボランティア。それぞれの地域において、常に住民の立場に立って相談に応じ、必要な援助を行い、社会福祉の増進に努める方々であり「児童委員」を兼ねている。

- 後期高齢者医療制度の目的は、老人医療費の負担関係を明確にするためや、高齢者の医療費を安定的に支えるため、また高齢者に対する医療、介護サービスの質を維持向上するためである。（×だけである）
  ➡ 後期高齢者医療制度は、「高齢者の医療の確保に関する法律」に基づき実施されている。負担関係を明確にするというのは、高齢者と若い世代が公平に医療費を負担するためである。

- 後期高齢者医療制度の運営主体は、後期高齢者医療広域連合である。
  （×市町村　×都道府県）
  ➡ 「後期高齢者医療広域連合」は、都道府県ごとに特別区を含むすべての市町村が加入して設立されている。ただし、保険料の徴収、被保険者の資格・医療給付に関する届出の受付などの事務は、市町村が行う。

- 後期高齢者医療制度では、原則75歳以上の者が加入する。
  （×70歳以上の者）

- 後期高齢者医療制度では、65歳以上75歳未満であっても、後期高齢者医療広域連合の障害認定を受けた者も被保険者となる。（×要介護認定）

- 後期高齢者医療制度の保険料は、後期高齢者医療広域連合の条例で定める。
  （×厚生労働省令）

- 後期高齢者医療制度の被保険者の保険料は、都道府県ごとに異なる。
  （×全国一律である）

- 後期高齢者医療制度の保険料は、特別徴収と普通徴収で徴収される。
  （×すべて普通徴収）

⦿ 後期高齢者医療制度の一部負担の割合は、原則として**1割**であるが、現役並み所得者は**3割**である。　×2割　×3割

⦿ 後期高齢者医療制度では、生活保護世帯に属する者は、**被保険者とならない**。　×被保険者となる

➡ 後期高齢者医療制度は、医療保険のひとつである。生活保護世帯は医療保険には入らないため、被保険者にはならない。

⦿ 後期高齢者医療医制度の給付には、高額療養費および高額介護合算療養費の支給が**含まれる**。　×含まれない

➡ 入院時療養費や移送費なども含まれる。

⦿ 後期高齢者医療制度では、調整交付金や財政安定化基金の**制度がある**。　×制度はない

➡ その他、住所地特例もあり、介護保険制度と同じ制度もいくつかある。

⦿ 障害者基本法による障害者とは、**身体障害者、知的障害者、精神障害者（発達障害を含む）、その他の心身の機能の障害がある者**のことである。　×身体障害者および知的障害者

➡ 身体・知的・精神の3種類と覚えよう。障害者基本法は、すべての障害者に共通する内容が定められており、3種類の障害者には、それぞれさらに法律が定められている（身体障害者福祉法、知的障害者福祉法、精神障害者福祉法）。

⦿ 身体障害者福祉法では、心臓、腎臓、呼吸器等の機能の障害は**対象**となっている。　×対象外

➡ 身体障害者は、①視覚障害、②聴覚または平衡機能の障害、③音声機能、言語機能または咀嚼機能の障害、④肢体不自由、⑤内部障害、と大きく5つに分けられる。⑤には上記の障害以外に、膀胱・直腸、小腸、肝臓、HIV感染症による免疫機能の障害などがある。

⦿ 要介護認定を受けていて介護サービスを利用している者であっても、身体障害者手帳の交付の**申請ができる**。　×申請はできない

- ◉障害者総合支援法の対象となる障害者の範囲に、難病等が加えられた。 ×は含まれない
  ➡ 障害者総合支援法の対象者は、3種類の障害者と130種類の難病等である。

- ◉障害者総合支援法では、共同生活介護（ケアホーム）と共同生活援助（グループホーム）は共同生活援助に一元化された。 ×別々のサービスとしてある

- ◉障害者総合支援法の介護給付の決定に当たっては、市町村が障害者の面接調査によるアセスメントを行い、その調査に基づいて障害支援区分の一次判定を行う。 ×障害程度区分
  ➡ 障害者自立支援法では「障害程度区分」であったが、障害者総合支援法では「障害支援区分」となった。支援というキーワードで覚えておこう。サービス体系は、自立支援給付として①介護給付、②訓練等給付、③相談支援、④自立支援医療、⑤補装具があり、別枠で、地域生活支援事業がある。

- ◉障害者総合支援法の支給決定は、一次判定の後、障害保健福祉に精通した有識者などで構成される審査会での審査を経て、市町村が障害支援区分を認定する。 ×都道府県
  ➡ 支給決定のプロセスは、介護保険の要介護認定のプロセスと似ている。

- ◉障害者総合支援法の障害程度区分は、区分1から区分6までの6つの段階がある。 ×介護保険と同様に、区分1から区分7までの7つ
  ➡ 介護保険サービスが受けられる場合は介護保険が優先するが、状況に応じて、障害者総合支援法を利用することもできる。

Point 4 高齢者虐待

- ⦿「高齢者の虐待の防止、高齢者の養護者に対する支援等に関する法律(以下、高齢者虐待防止法)」における高齢者虐待とは、**身体的虐待、著しく養護を怠ること(ネグレクト)、心理的虐待、性的虐待、経済的虐待の5つ**である。（×身体的虐待、ネグレクト、心理的虐待、性的虐待の4つ）
  ➡ 虐待には、他者によって虐待される場合と、自分で虐待をする「自傷行為」や「自己放任(セルフネグレクト)」などもある。

- ⦿身体的拘束は、**緊急でやむを得ない場合を除いて**、高齢者虐待に該当する行為である。（×どのような場合でもすべて）
  ➡ 緊急やむを得ない場合とは、①本人または他人に危険が及ぶ「切迫性」があり、②身体拘束以外に代替する方法がなく(「非代替性」)、③「一時的」であること、をいう。

- ⦿高齢者虐待とは、「養護者」または「**養介護施設従業者等**」（×使用者）によって加えられた行為で、長時間の放置等養護を著しく怠ることも含まれる。
  ➡ 「家族」と「スタッフ」と覚えよう。

- ⦿高齢者虐待防止法における養護者とは、**高齢者を現に養護する者**である。（×高齢者を現に養護する者および養介護施設従事者等）
  ➡ 「養護者」とは、高齢者を現に養護する者であって養介護施設従事者等以外の者をいう。

- ⦿高齢者虐待防止法で対象とする養介護施設には、有料老人ホームは**含まれる**。（×含まれない）
  ➡ 養介護施設にはその他、介護保険施設、地域密着型介護老人福祉施設、地域包括支援センター、老人福祉施設がある。

- ⦿ 高齢者虐待防止法では、高齢者の虐待防止、虐待を受けた高齢者の保護および養護者に対する支援について、<u>市町村</u>が第一義的に責任を有する主体と位置付けている。
  （×都道府県）

- ⦿ 高齢者虐待防止法では、市町村は<u>地域包括支援センター</u>等と連携協力体制を組み、養護者による高齢者虐待にいつでも迅速に対応することができるように配慮しなければならない。
  （×都道府県）
  ➡ 市町村は、養護者の負担軽減のため、養護者の相談、指導、助言その他必要な措置を講ずる。

- ⦿ 市町村は、相談、指導、助言や通報または届出の受理および養護者に対する支援等の事務を<u>地域包括支援センター</u>に委託することができる。
  （×居宅介護支援事業者）
  ➡ 地域包括支援センターは、地域における高齢者虐待対応の中核機関の1つである。

- ⦿ 要介護高齢者の生命に重大な危険が生じている虐待を発見した者は、<u>速やかに</u>市町村等へ通報しなければならない。
  （×担当の介護支援専門員を通じて、速やかに）
  ➡ 生命の危機等以外の場合は、市町村に通報するよう努めなければならない。介護支援専門員は、高齢者虐待を発見しやすい立場にあることを自覚し、高齢者虐待の早期発見に努めなければならない。

- ⦿ 養介護施設従事者等は、業務に従事する施設内において虐待を受けたと思われる高齢者を発見した場合は、速やかにこれを<u>市町村</u>に<u>通報しなければならない</u>。
  （×警察）（×通報するよう努めなければならない）
  ➡ 要介護施設従事者等は、通報をしたことを理由として、解雇その他不利益な取扱いを受けることはない。

- ⦿ 高齢者虐待の担当窓口へ通報をする者は、<u>誰でもよい</u>。
  （×医師、看護師、介護支援専門員の3職種と法定されている）

- ⦿ 養護者による虐待で高齢者の生命または身体に重大な危険が生じているおそれがある場合には、市町村長は、高齢者福祉に関する事務に従事する職員をして、当該高齢者の居所に立ち入り、必要な調査を行わせることができる。
  - ×立ち入ることはできない

- ⦿ 高齢者虐待防止法で、市町村は、高齢者の生命または身体に重大な危険が生じている場合には、立入調査を行うためにその所管の警察署長に対し援助を求めることができる。
  - ×家庭裁判所

- ⦿ 市町村は、養護者による虐待を受けた高齢者の保護のために必要な居室を確保するための措置を講じなければならない。
  - ×都道府県
  - ➡ 「虐待」や「認知症等により意思能力が乏しくかつ家族がいない場合」、老人福祉法による措置ができる。措置ができるサービスとして、元々の措置施設である養護老人ホーム以外に、①介護老人福祉施設への入所、②短期入所、③通所介護、④訪問介護、⑤認知症対応型共同生活介護、⑥小規模多機能型居宅介護がある。

- ⦿ 養介護施設等から虐待の通報を受けた市町村長または都道府県知事は、速やかに適切な措置を講ずる。
  - ×原則として、家庭裁判所の指示に従って権限を行使する
  - ➡ 養護者による虐待は市町村が対応、要介護施設従事者等による虐待は市町村と都道府県がそれぞれの役割のもと対応する。

- ⦿ 養介護施設等から虐待の通報を受けた市町村は、都道府県に報告するものとする。
  - ×養護者

- ⦿ 都道府県知事は、養介護施設従事者等による高齢者虐待の状況やそれに対する措置等について、毎年度公表する。
  - ×市町村長

- 2014（平成26）年度厚生労働省調査によれば、高齢者への虐待件数としては、**養介護施設従事者等によるものより、養護者**によるものが多い。（×養護者によるものより、養介護施設従事者等）

    → 虐待判断件数は、養護者によるものは約15,700件、要介護施設従事者等によるものは300件であった。

- 『厚生労働省調査』における「養介護施設従事者等による高齢者虐待」の種別で最も多いのは、身体的虐待、次いで**心理的虐待**である。（×ネグレクト）

    → 養護者による高齢者虐待でも同様の順位である。

- 『厚生労働省調査』における「養護者による高齢者虐待」の相談・通報者で最も多いのは、**介護支援専門員**である。（×訪問介護員）

- 『厚生労働省調査』における「養護者による高齢者虐待」の虐待者の続柄で最も多いのは、**息子**である。（×夫）

    → 息子が約40％、次いで夫が約20％、娘が約17％と続く。

- 『厚生労働省調査』における「養護者による高齢者虐待」の発生要因として、最も多いのは、**虐待者の介護疲れ・介護ストレス**である。（×経済的問題）

- 『厚生労働省調査』における「養護者による高齢者虐待」において、被虐待者は**女性**が多く、より高齢で要介護度が**高い者**が多い。（×男性）（×低い者）

- 養護者により虐待を受けたと思われる認知症高齢者を発見した者は、**市町村または地域包括支援センター**に通報するよう努める。（×高齢者本人の意思確認ができないときは、そのまま経過を観察する）

Point 5 日常生活自立支援事業

- ⊙日常生活自立支援事業の実施主体は、都道府県社会福祉協議会または指定都市社会福祉協議会である。
  （×市町村社会福祉協議会）

  ➡ 市町村社会福祉協議会は協力者であり、事業の一部を都道府県・指定都市社会福祉協議会から委託を受けることができる。

- ⊙日常生活自立支援事業は、判断能力の不十分な者が、都道府県社会福祉協議会または指定都市社会福祉協議会と
  （×市町村）
  契約を結び、福祉サービスの利用に関する援助等を受けるものである。

  ➡ 日常生活自立支援事業は、各都道府県・指定都市社会福祉協議会が実施主体となり、第2種社会福祉事業として規定されている福祉サービス利用援助事業である。判断能力の不十分な者とは、認知症、知的障害者、精神障害者等である。

- ⊙日常生活自立支援事業の対象者は、判断能力が不十分であり、かつ、日常生活支援事業の契約内容について判断
  （×あるか、または）
  し得る能力を有している者である。

  ➡ 契約締結能力の有無は、あらかじめ定められた「契約締結判定ガイドライン」に基づいて判定する。ガイドラインで判定できない場合は、医療・福祉・法律の専門家からなる「契約締結審査会」（都道府県が運営）にて、本人に契約する能力があるかどうかを審査する。

- ⊙日常生活自立支援事業の利用者は、居宅で生活している者に限られない。（×限られる）

  ➡ 入院している者や施設入所者でも利用できる。

- 日常生活自立支援事業の支援内容には、日用品等の代金を支払うための預貯金の払戻などの金銭管理が含まれる。
  （×は含まれない）

  ➡ 日常生活自立支援事業は、対象者が地域において自立した生活が送れるように支援することを目的としており、その支援内容は、大きく3つある。①日常的金銭管理サービス、②福祉サービスの利用援助、③書類等の預かりサービスである。「日常的金銭管理サービス」として、年金や福祉手当の受領に必要な手続きや、税金や公共料金を支払う手続きなども含まれる。

- 日常生活自立支援事業の支援内容には、要介護認定等に関する調査に立ち会い、本人の状況を正しく調査員に伝えることが含まれる。（×含まれない）

  ➡ 「福祉サービスの利用援助」として、住民票の届出等の行政手続きや、介護保険サービス事業者との契約締結などの手続き援助、福祉サービスについての苦情解決制度の利用援助なども含まれる。

- 日常生活自立支援事業では、年金証書や実印などを預かることができる。（×できない）

  ➡ 「書類等の預かりサービス」として、預貯金通帳や権利証、保険証書なども預かることができる。ただし、宝石・貴金属は預かれない。

- 日常生活自立支援事業には、土地家屋の売買契約に関する援助が、事業内容に含まれない。（×含まれる）

  ➡ 日常生活自立支援事業は、日常生活の援助であるため、財産管理に該当するものは含まれない。

- 日常生活自立支援事業の利用のための窓口は、市町村社会福祉協議会である。（×都道府県社会福祉協議会）

  ➡ 業務の一部を委託されている市町村社会福祉協議会を基幹的社会福祉協議会といい、そこに専門員と生活支援員が配置されている。

- 日常生活自立支援事業では、初期相談から支援計画の策定、利用契約の締結までを担うのは、専門員である。（×生活支援員）

  ➡ 専門員は、基幹的社会福祉協議会の常勤職員であり、原則として高齢者や障害者等への援助経験のある社会福祉士、精神保健福祉士等である。介護支援専門員と同様に、「専門員」という名称がつく者が計画を立てていると覚えよう。

3 福祉サービス分野

- 日常生活自立支援事業における生活支援員は、支援計画に基づいて具体的な支援を行う。
  (×の作成および契約の締結に関する業務)
  ➡ 生活支援員は、介護保険でいうサービス提供事業者に当たり、実際にサービスを提供する人である。基幹的社会福祉協議会の非常勤職員である。

- 日常生活自立支援事業の利用料は、生活保護受給世帯は無料である。
  (×すべての利用者で)
  ➡ サービスの提供には利用料が発生し、その額は実施主体によって異なり、平均的には援助活動1回あたり1,000円〜1,500円程度である。生活保護受給者については、公的補助があるため無料となる。

- 日常生活自立支援事業では、都道府県・指定都市社会福祉協議会に設置された運営適正化委員会が、事業全体の運営監視と利用者からの苦情解決に当たる。
  (×市町村)

- 成年後見制度を利用している者は、日常生活自立支援事業を利用することができることもある。
  (×できない)
  ➡ 成年後見制度を利用している者の中でも、日常生活支援事業の契約内容について判断し得る能力を有している者であれば利用することができる。

---

column 判断能力の不十分な者

私たちの知的能力は、生後発達し、加齢に伴い徐々に低下していきます。
認知症は、一度獲得された知的能力が著しく失われていくこと、知的障害は、生後の知的能力の発達が遅れている、または一定の状態にまで達していないこと(一般的にIQ70以下)です。
精神障害は、精神疾患がもとになって、生活に支障がくるほど判断能力が低下した状態(知的能力の障害ではない)だとイメージしましょう。

具体的な支援の流れ

①相談受付
②利用の必要性や契約締結能力の確認等調査
③家族等や医療・保険・福祉の関係機関との調整
④契約書・支援計画の作成と契約締結
⑤サービス提供
⑥支援内容の評価と見直し
⑦サービスの終了

判断能力低下者の支援

判断能力の低下している者は、日常生活におけるさまざまな困難が生じます。権利擁護の観点からそれらを補うサービスとして「日常生活自立支援事業」と「成年後見制度」があります。
図のように、日常生活の直接的具体的なサポートをしているのが「日常生活自立支援事業」で、財産管理など間接的に法的なサポートをしているのが「成年後見制度」であると、大きくイメージしてみましょう。

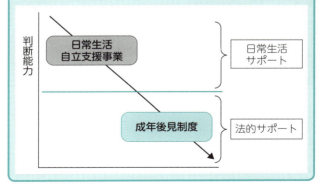

Point 6 成年後見制度

- ◉ 成年後見の対象は、認知症、知的障害、精神障害等により判断能力が不十分であるために意思決定が困難な者とされている。(×意思決定が困難な者または扶養家族のいない要介護者)
  → 判断能力の不十分な方々を保護し、支援するための制度である。具体的には不動産や預貯金などの財産管理や、介護などのサービスや施設への入所に関する契約を結ぶなど「身の上」の手続きを行う身上監護である。あくまで法律行為であって、介護などを実際に行うことはしない。

- ◉ 法定後見制度とは、四親等内の親族等の申立てに基づいて、家庭裁判所が成年後見人等を職権で選任する制度である。(×任意後見制度)(×二親等内)
  → 成年後見制度には、「法定後見制度」と「任意後見制度」があり、申立てに基づいて家庭裁判所が選任するものを「法定後見制度」という。

- ◉ 老人福祉法においては、「65歳以上の者につき、その福祉を図るため特に必要があると認めるとき」に、市町村長(×家庭裁判所)が後見開始等の審判請求をすることができるとされている。
  → また、「高齢者虐待の防止、高齢者の養護者に対する支援等に関する法律」においても、養護者による被虐待高齢者の保護を図るため、市町村長が後見開始等の審判請求を適切に行うことが規定されている。「審判の請求」とは「申立て」のことであり、家庭裁判所に対して行う。

- ◉ 成年後見制度の後見開始等の審判は、本人も請求することができる。(×できない)
  → ①本人、②四親等内の親族、③市町村、が申立てが可能である。

- ⊙成年後見制度の後見開始等の審判は、やむを得ない事情がある場合でも、市町村に請求することはできない。
  - (×には、市町村に請求することができる)
  - ➡ 後見開始等の審判や取消を行うのは、家庭裁判所だけである。

- ⊙法定後見制度は、判断能力の程度に応じて、後見、保佐および補助の3類型に分かれている。
  - (×後見および保佐の2類型)
  - ➡ ①補助の対象者は「判断能力が不十分な人」、②保佐の対象者は「判断能力が著しく不十分な人」、③後見の対象者は「判断能力を欠く状況にある人」と表現され、一番軽いのが補助で一番重いのが後見。補助は助けるという文字が入っているので、部分的に助ければいい人=軽い人とイメージしよう。

- ⊙成年後見制度の補助開始の審判を請求する際には、本人
  - (×保佐 ×後見)
  の同意がなければならない。(×なくてもできる)
  - ➡ いちばん程度の軽い補助は、同意できる判断能力を持ち合わせている人である。

- ⊙「補助」類型の場合、補助人には、本人(被補助人)の同意のもと、四親等内の親族等の請求により、家庭裁判所の審判で代理権を与えることができる。
  - (×代理権のみ)
  - ➡ 代表的なものとして①財産に関する法律行為を代わりに行う代理権、②本人が行った法律行為を不利益だと判断すれば取り消すことができる取消権、③本人がやろうとする法律行為に同意する同意権がある。補助人と保佐人にはこれらの3つの権利が与えられている。後見人には、代理権と取消権が与えられており、同意権は与えられていない。それは、判断能力を欠く状態にある被後見人に、たとえ同意を与えたとしても法律行為をする可能性は著しく低いためである。

- ⊙保佐人は、本人の同意のもと、家庭裁判所の審判を得て、
  - (×同意はなくても)
  本人に代わってさまざまなことを行う代理権を得ることができる。

- ◉成年被後見人が行った法律行為は、原則として、取り消すことが**できる**。〔×できない〕
  → 「被」が付いたら「本人=判断能力が低下している者」のことである。

- ◉被保佐人は、保佐人の<u>同意を得て</u>、自宅の改築を行うことができる。〔×同意を得ないで〕
  → 同意権である。

- ◉成年被後見人による法律行為を、当該成年被後見人が自らこれを取り消すことは**できる**。〔×できない〕
  → 自分でしたことを自分で取り消すことができる。

- ◉成年後見人が、本人(成年被後見人)の居住用の不動産を処分する場合には、<u>家庭裁判所</u>の許可が必要である。〔×任意後見監督人〕

- ◉成年後見人は、本人の居住用不動産の<u>処分以外</u>の本人の財産に関する法律行為を家庭裁判所の許可なく本人に代わって行うことができる。〔×処分を含め〕
  → 本人の財産に関する法律行為とは、預金の管理、重要な財産の売買、病院や施設の入退院入退所の手続きや費用の支払い、介護契約などである。

- ◉成年後見人は、成年被後見人の財産管理等の事務を行うに当たっては、<u>成年被後見人の意思を尊重し、心身の状態および生活の状況に配慮しなければならない。</u>
  〔×成年被後見人の意思と関係なく、必要と考えられることを行う〕

- ◉任意後見制度における任意後見人は、<u>本人が任意後見人になってくれる人と契約</u>をする。
  〔×本人からの依頼により市町村が任命　×公証人の中から選任〕
  → 判断能力があるうちに、判断能力が不十分になったときに備え、後見人になってくれる人を、あらかじめ契約によって決めておく制度である。

- ⊙任意後見契約の委任者（本人）と任意後見受任者は、**公正証書で任意後見契約を交わさなければならない。**
  - ×公正証書以外の方法によっても任意後見契約を交わすことが可能である
  - ➡「公正証書」は「公証人」が作成する文書である。公証人が公正証書を東京法務局へ後見の登記申請を行う。

- ⊙任意後見では、任意後見人の不正や権限の濫用を防ぐため、**任意後見監督人**が別途選任される。
  - ×成年後見人
  - ➡ 認知症等で判断能力が不十分になったときに、家庭裁判所へ任意後見監督人の選任を申立て、それが選任されることによって、任意後見が開始となる。

- ⊙任意後見制度では、任意後見人に不正等があると、任意後見監督人の報告を受けた**家庭裁判所**が任意後見人を解任することができる。
  - ×市町村が、家庭裁判所と協議の上で
  - ➡ 家庭裁判所は、法定後見制度に比べ間接的な介入となる。

- ⊙2014（平成26）年最高裁判所事務総局家庭局「成年後見関係事件の概況」によれば、親族が成年後見人等に選任された割合は、全体の**35％である。**
  - ×半数を超えている
  - ➡ 親族が選任される「親族後見人」の割合は年々減少しており（2006年では82％）、後見の社会化が進んでいる。「専門職後見人」として、司法書士、弁護士、社会福祉士等がいる。

- ⊙**市町村**は、後見、保佐および補助の業務を適正に行うことができる人材の育成をするために必要な研修を実施するよう努めなければならない。
  - ×家庭裁判所
  - ➡ また、市町村は、後見、保佐および補助の業務を適正に行うことができる者を家庭裁判所に推薦するように努めなければならない。現在、親族後見人の選任割合は4割弱であり、それ以外は主に専門職後見人だが、後見の社会化が進み、成年後見人等のなり手の不足問題が生じてきた。その対応として、2012年老人福祉法にて、後見等にかかる体制の整備等が図られることになった。これらは、成年後見人等の担い手として「市民後見人」を育成するための措置のひとつである。

3 福祉サービス分野

Point 7 生活保護制度

⊙ 生活保護の補足性の原理により、介護扶助よりも介護保険の保険給付が優先して給付される。
（×介護保険の給付よりも介護扶助）

⊙ 生活保護は、原則として、世帯を単位として行われる。
（×個人）

⊙ 要保護者が急迫した状況にあるときは、保護の申請がなくても、必要な保護を行うことができる。 （×申請により）

⊙ 医療扶助は、原則として、現物給付である。
（×金銭給付）

➡ 生活保護のサービスを「扶助」という。①生活扶助、②住宅扶助、③教育扶助、④出産扶助、⑤介護扶助、⑥医療扶助、⑦生業扶助、⑧葬祭扶助と8つある扶助のうち、介護扶助と医療扶助が原則として現物給付で、あとは金銭給付である。しかし、現物給付の中でも償還払いのサービスは金銭給付となる。

⊙ 住宅扶助は、原則として、金銭給付である。
（×現物給付）

➡ 金銭給付と現金給付は同じ意味である。

⊙ 介護扶助は、原則として現物給付によって行うものとされているが、これができないときや妥当でないとき等は、金銭給付によって行うことができる。（×行うことができない）

⊙ 生活保護では、住宅改修と特定福祉用具購入に関する介護扶助は、金銭給付で行われる。
（×現物給付）

➡ どちらも、介護保険では償還払いのサービスである。

⊙生活保護における医療扶助は、原則として、指定医療機関に委託して行われ、**現物給付**として被保護者に支給される。
（×現金給付）

→ 介護保険における法定代理受領方式と同じで、現物＝サービスとして支給されるのが原則である。

⊙生活保護受給者である介護保険の第1号被保険者の保険料は、**生活扶助**の対象となる。
（×介護扶助）

→ 普段の生活の中で、保険料は毎月の定額出費として生活費であるから「生活扶助」となる、とイメージしよう。

⊙生活保護の葬祭扶助に火葬料は含まれ、納骨や葬祭に必要な費用**も含まれる**。（×は含まれない）

⊙生活保護の住宅扶助には、家賃だけでなく、**住宅を維持するための補修に係る費用**も含まれる。（×光熱費）

⊙介護保険施設に入所している生活保護受給者の日常生活費は、介護施設入所者基本生活費として**生活扶助**から支給される。（×介護扶助）

⊙介護予防特定福祉用具販売と介護予防住宅改修は、生活保護の**介護扶助**の範囲に含まれる。
（×住宅扶助）

→ 介護保険のサービスは、介護扶助である。

⊙介護予防特定福祉用具の利用は介護扶助の対象であり、介護保険制度に基づく介護予防住宅改修は**介護扶助**の対象である。（×住宅扶助）

→ 「住宅扶助」は家賃などを指し、「住宅改修」や「特定福祉用具販売」は介護保険のサービスであるため、同じ住宅という言葉が入っていても「介護扶助」となることを間違えないようにしよう。

- ◉ 分娩費用は出産扶助から支給され、高等学校等修学費は**生業扶助**から支給される。
  - (×教育扶助)
  - ➡ 教育扶助では、義務教育である小学校と中学校で必要とされる費用が支給される。高校や就職支援や技能習得のための費用は、生業扶助から支給される。

- ◉ 介護予防支援計画に基づく介護予防は、**介護扶助**の対象である。
  - (×生活扶助)
  - ➡ 「介護扶助」での支給は、介護保険で提供されるサービスと同様であるが、介護保険サービスには入っていない「移送」が介護扶助には含まれる。これは、生活保護受給者は交通費の支払いが困難な状況であるためである。

- ◉ 介護扶助の対象者は、介護保険の第1号被保険者に**限定されない**。
  - (×限定される)
  - ➡ その他の対象者は、①第2号被保険者で、特定疾病によって要介護または要支援状態にある者、②第2号被保険者になれない者で特定疾病によって要介護または要支援状態にある者である。

- ◉ 生活保護の**被保険者以外の者**に対する要介護認定は、介護扶助の要否判定の一環として生活保護制度で独自に行う。
  - (×すべての被保護者)
  - ➡ 「認定」とは「その制度が使えるよ!」と認めることであるため、お金を出すところが行うとイメージしよう。そのため介護保険の被保険者の要介護認定は、当然に市町村が行い、被保険者以外は生活保護制度が行う。生活保護受給者を「被保護者」という。

- ◉ 介護保険の被保険者である生活保護受給者が介護扶助を申請する場合には、要介護状態等の審査判定は**介護認定審査会**が行う。
  - (×福祉事務所)
  - ➡ また、被保険者以外の者が認定を受ける際の審査判定も、差が出ないように市町村の介護認定審査会に依頼して行う。生活保護制度の窓口は「福祉事務所」であることは押さえておこう。

- ◉ 生活保護の実施機関は、被保護者の保険料を、その被保護者に代わり、直接市町村に支払うことが**できる**。
  - (×できない)

- 生活保護の介護扶助の対象となる介護予防サービスは、介護予防支援計画に基づいて行われるものに限られる。
  (×居宅介護支援計画)

  → 介護扶助は、介護保険のサービスの支給であるため、ケアプランに基づいて行われる必要がある。

- 介護保険の被保険者である生活保護受給者が居宅介護に関する介護扶助を申請する場合には、居宅介護支援計画等の写しが必要である。(×は不要である)

  → 被保険者以外の者が、新規に生活保護の申請を行う場合は、居宅介護支援計画等の写しは不要であり、介護扶助として指定居宅介護支援事業者または地域包括支援センターに計画の委託をする。

- 居宅介護支援事業所が生活保護受給者に対して居宅介護支援を行う場合には、介護保険法の指定のほかに、生活保護法による指定を受ける必要がある。(×必要がない)

- 介護扶助による居宅介護は、介護保険法の指定を受けた指定居宅サービス事業者のうち、生活保護法による指定を受けた事業者により提供される。(×医療保険法)

  → 介護保険制度の給付が、介護保険法に定められた基準を満たして指定を受けた事業所が提供するのと同じように、生活保護制度の給付は、生活保護法の指定を受けた事業所が提供する。

---

 column 被保護者が介護保険施設に入所した場合

介護保険施設に入所すると、食費と居住費は自己負担になりますが、低所得者の場合はその一部が特定入所者介護サービス費(補足給付)として介護保険から給付されます。
そのため生活保護受給者もその対象となります。給付された以外の自己負担分が生活保護から給付されます。その際、それは生活扶助や住宅扶助からではなく、介護のために介護保険施設に入所しているため、介護扶助から出ます。介護保険の被保険者ではない被保護者の場合は、特定入所者介護サービス費が利用できませんので、全額、介護扶助から出ることになります。

Point 8 【給付】訪問介護① サービス提供責任者等

- 訪問介護事業者は、通常サービスを提供している地域以外からの利用申込みに対し訪問介護の提供が困難な場合には、適当な他の訪問介護事業所を紹介するなどをしなければならない。(×断ることができ、他の事業所を紹介する必要はない)

- 訪問介護事業者は、訪問介護サービスの提供中に事故が起きて利用者が怪我をした場合には、市町村(×都道府県)、利用者の家族、担当の居宅介護支援事業者等に連絡し、必要な措置を講じなければならない。

- 訪問介護事業者は、サービス担当者会議において利用者の家族の個人情報を用いる場合は、その家族の同意を文書で得ておかなければならない。(×利用者)
  ➡ 利用者の個人情報は利用者の同意を得て、家族の個人情報は家族の同意を得る。

- 指定訪問介護事業者は、訪問介護員に身分証や名札等を携行するように指導しなければならない。(×指導する必要はない)

- 訪問介護のサービス提供開始後において、利用者がサービスの追加を希望した場合には、事業者は、居宅サービス計画の変更が必要であることを利用者に説明しなければならない。(×居宅介護支援事業者)
  ➡ 介護保険のサービスは、原則としてケアプランに則って提供されるため、回数や日程の変更などが生じる場合には、ケアプランを変更して提供することが必要となる。また、変更により区分支給限度基準額を超えるサービス提供になる場合には、超えた分は自費となることも説明が必要である。

- ◉介護予防訪問介護の提供に当たっては、他の福祉サービスの利用可能性についても考慮しなければならない。
  - ×は考慮しなくてもよい

- ◉訪問介護員は、居宅で利用者と接し、その生活実態等をよく知っているので、サービス担当者会議等において利用者の希望や不満に関する代弁者としての役割も期待される。
  - ×役割まではしない
  ➡ 代弁のことをアドボカシー、代弁者のことをアドボケーターともいう。

- ◉在宅でのターミナルケアにおいては医療的な対応が求められることもあるが、訪問介護は看護師の資格は不要である。
  - ×を有するものが行わなければならない
  ➡ 訪問介護員は、①介護福祉士、②実務者研修修了者、③初任者研修修了者、④旧課程介護職員基礎研修課程修了者、⑤旧課程訪問介護に関する1級・2級課程修了者などである。

- ◉十分な経験があっても、サービス提供責任者でなくては訪問介護計画の作成を担当することはできない。
  - ×できる
  ➡ ケアプランに則って提供される各サービス事業者は、原則として個別援助計画を作成しサービスを提供する。訪問介護の個別援助計画は、「訪問介護計画」といい、サービス提供責任者が作成する。

- ◉居宅サービス計画がすでに作成されており、訪問介護の内容が明記されている場合でも、訪問介護計画は作成しなければならない。
  - ×作成しなくてもよい

- ◉サービス提供責任者は、利用頻度の低い利用者であっても、訪問介護計画を作成しなくてはならない。
  - ×に対して、訪問介護計画を作成しなくてもよい

- ◉訪問介護事業所のサービス提供責任者は、訪問介護計画の作成と訪問スケジュールの管理や、訪問介護員に対する技術的な指導などを行わなければならない。
  - ×が主務であり、訪問介護員に対する技術的な指導は行わない
  ➡ サービス提供責任者は、事業所の訪問介護員の能力や希望を踏まえた業務管理を実施しなければならない。

3 福祉サービス分野

- 訪問介護のサービス提供責任者は、他の訪問介護員が行うサービスが訪問介護計画に沿って実施されているかを把握しなければならない。×把握まではしなくてよい

- サービス提供責任者は、利用の申込みに対する業務調整なども行わなければならない。×訪問介護計画の策定が業務であるため、利用の申込みに対する調整業務を行う必要はない

- サービス提供責任者は、少なくとも1か月に1回は、×3か月に1回 利用者の状態やサービスの提供状況等について、介護予防サービス計画を作成した介護予防支援事業者に報告する。
  ➡ サービス提供事業者がケアプランを立てた者に対する報告は毎月行う。

- サービス提供責任者は、サービス提供期間が終了するまでの間に少なくとも1回は、介護予防訪問介護計画の実×少なくとも1か月に1回は 施状況の把握を行う。
  ➡ サービス提供事業者内でのモニタリングは、期間中少なくとも1回行う。例えばAさんの介護計画を6か月間として計画したら、その期間は6か月となるということである。

- 居宅サービス計画に訪問介護の日常や内容・回数が記されている場合でも、あらためて訪問介護計画への利用者の同意を得る必要がある。×必要はない

サービス提供責任者

「サ責」とも呼ばれ、訪問介護事業所の利用者40人ごとに1人配置されている職種です。役割は一言でいうと、訪問介護員たちのまとめ役で、リーダーのような存在ですね。

サ責になる条件としては、**①介護福祉士**、**②看護師**、**③准看護師**、**③保健師**のいずれかの資格を取得している、**④実務者研修**を修了している等です。

その業務内容は以下のように多岐にわたり、利用者に適切にサービスが提供されるようにする、まとめ役として重要です。

① 指定訪問介護の利用の申込みに係る調整をすること。
② 利用者の状態の変化やサービスに関する意向を定期的に把握すること。
③ サービス担当者会議への出席等により、居宅介護支援事業所等と連携を図ること。
④ 訪問介護員等に対し、具体的な援助目標および援助内容を指示するとともに、利用者の状況についての情報を伝達すること。
⑤ 訪問介護員等の業務の実施状況を把握すること。
⑥ 訪問介護員等の能力や希望を踏まえた業務管理を実施すること。
⑦ 訪問介護員等に対する研修、技術指導等を実施すること。
⑧ その他サービス内容の管理について必要な業務を実施すること。

Point 9 【給付】訪問介護②
生活援助・身体介護、加算

◉訪問介護の生活援助は、要介護者などの身のまわりのことを代行して行うサービスもあるが、本人ができることについては代行することは望ましくない。
（×も代行することが望ましい）

◉訪問介護において、利用者が家族と同居している場合は、状況によって生活援助を利用することができる。
（×生活援助を利用することができない）

➡ 生活援助は、原則として利用者が独居もしくは同居家族等が障害・疾病等により介護を行うことが困難な場合に利用できる。また、家族関係に極めて深刻な問題があり援助が期待できずこれを放置することで利用者の生命身体が危険にさらされる場合や、日中生計を支えるための仕事等やむを得ない理由により同居家族すべてが外出している間の生活援助は一部提供することが可能である。

◉訪問介護員等が生活援助として買い物を行う場合は、利用者宅に訪問するための移動中に商品を購入することもできる。
（×購入することはできない）

◉薬の受け取りは、生活援助に含まれる。
（×身体介護）

◉衣類の整理や被服の補修は、生活援助に含まれる。
（×含まれない）

◉訪問介護において、利用者が飼育している犬の散歩は、介護保険給付の対象外である。
（×対象）

➡ 訪問介護の「生活援助」の具体的な行為としては、①掃除・ごみ出し、②洗濯、③一般的な調理、配下膳、④ベッドメイク、⑤衣類の整理・被服の補修、⑥買い物、薬の受け取り、などである。「本人以外へのサービス」や「日常生活以外のサービス」は算定されない。

- 訪問介護において、利用者の部屋の窓ガラスを磨くのは、一般的に生活援助に含まれない。〔×含まれる〕

- 一人暮らしの利用者に対して正月のために特別な手間をかけて行う調理は、生活援助に含まれない。〔×含まれる〕
  → 「日常生活以外のサービス」であるため、含まれない。利用者が訪問介護員に業務範囲を超えるかもしれない要求をした場合には、介護支援専門員と相談して対応する。

- 四肢麻痺のある要介護者に対する訪問介護の身体介護として介護保険で認められるものには、おむつ交換や足浴、通院介助などがある。〔×一般的な調理〕
  〔×リハビリテーション〕

- 通所サービスを利用するための準備に支援が必要であれば、訪問介護を利用することができる。〔×利用することはできない〕
  → 通院・外出介助は、身体介護サービスである。

- 訪問介護において、嚥下困難者のための流動食の調理は、身体介護として算定する。
  〔×生活援助〕
  → 糖尿食などの治療食は、特段の専門的配慮をもって行う調理となるため「身体介護」となる。

- 利用者ができない部分を支援しながら一緒に行う洗濯は、身体介護に含まれる。
  〔×生活援助〕

- 買い物の際に、車いすで移動しながら本人が品物を選べるようにする支援は、身体介護として算定する。
  〔×生活援助〕
  → 調理、掃除、買い物等の生活援助は「自立生活支援のための見守り的援助」であれば「身体介護」となる。そのため同居家族がいても提供可能である。

- ◉**訪問介護における身体介護には、利用者の日常生活動作能力や意欲向上のために、利用者とともに行う自立支援のための援助を含む。**

  > ×は、利用者ができない日常生活動作を代わりに行うことを目的としているので、利用者と一緒に行うことは望ましくない

  ➡ その他、身体介護には①利用者の身体に直接接触して行う介助サービス、②その他専門的知識・技術をもって行う利用者の日常生活上・社会生活上のためのサービスが含まれる。

- ◉**体温測定は、身体介護に含まれる。** ×含まれない

  ➡ バイタル測定は、医療行為ではないため、訪問介護で行うことができる。

- ◉**軽微なやけどの処置は医療行為とならないため、訪問介護員が行うことができる。**

  > ×となるため、訪問介護員が行ってはならない

  ➡ 訪問介護では「一定の研修を受けた介護職員等が一定の条件の下にたんの吸引等の行為を実施できる」こと以外の医療行為は行うことができない。訪問介護ができる「医療行為でない行為」は、①軽微な切り傷、擦り傷、やけど等について専門的な判断や技術を必要としない処置、②褥瘡の処置を除く軟膏の塗布、③湿布の貼付、④点眼薬の点眼、⑤一包化された内服薬内服、⑥座薬の挿入、⑦爪の手入れ。爪そのものに異常がなく、爪の周囲の皮膚にも化膿や炎症がない場合に、その爪を爪切りで切ること、および爪ヤスリでやすりがけすること、⑧歯ブラシや綿棒または巻き綿子などを用いて、歯、口腔粘膜、舌に付着している汚れを取り除き、清潔にすること、⑨耳垢を除去すること(耳垢塞栓の除去を除く)、⑩ストマ装具のパウチにたまった排泄物を捨てること(肌に接着したパウチの取り替えを除く)、⑪自己導尿を補助するため、カテーテルの準備、体位の保持などを行うこと、⑫市販のディスポーザブルグリセリン浣腸器を用いて浣腸すること、など。

- ◉**通院のための乗車または降車の介助が中心である場合は、1回につき所定単位数を算定する。**

  > ×1日につき

- 訪問介護において、要介護1の利用者に対し行った日中における20分未満の身体介護中心型は保険給付の**対象となる。** ×対象とならない

  → 前回の訪問からおおむね2時間以上の間隔を空ける20分未満の身体介護は、要介護度を問わず算定できる。2時間以上の間隔を空けない頻回型の20分未満の身体介護は、利用者が要介護1・2で認知症の者、または要介護3～5で障害高齢者の日常生活自立度のランクがBかCの者など一定の要件を満たした場合に算定できる。

- 訪問介護において、安否確認のための訪問は、20分未満の身体介護中心型として**算定できない。** ×算定できる

  → 安否確認だけの訪問はいかなる場合も算定できない。

- 訪問リハビリテーションの際にサービス提供責任者が同行し、利用者の身体の状況等を理学療法士等と共同で評価して訪問介護計画を作成し、それに基づき訪問介護を行った場合は、所定単位数を**加算できる。** ×加算できない

  → 生活機能向上連携加算として算定できる。

- 訪問介護事業所と同一の建物内に居住する利用者に対して訪問介護を行った場合は、所定単位数の**100分の90**で算定する。 ×100分の100

- 午後10時から午前6時までの時間に訪問介護サービスを行った場合には、1回につき所定単位数の**100分の50**を加算する。 ×100分の25

  → 夜間午後6時～午後10時、早朝午前6時～午前8時に行った場合は、1回につき所定単位数の100分の25を加算する。

- 介護予防訪問介護では、必要とされる訪問頻度に応じた、**1か月あたり**の介護報酬が決められている。

  ×1回あたり

  →「訪問介護」は1回あたりの介護報酬であり、身体介護・生活援助・通院等乗降介助の3種類があるが、「介護予防訪問介護」は、1か月あたりの定額制であり、その内容は分かれていない。

Point 10 【給付】通所介護

- 家族の休養を目的とする通所介護の利用は、<u>適切である。</u>
  （×適切でない）

  → 通所介護は、利用者の社会的孤立感の解消・心身の機能の維持、家族の介護負担の軽減等を目的としており、入浴や食事など個別のサービス提供のみを主目的とするものではない。

- 通所介護では、<u>個別の通所介護計画を作成しなければならない。</u>
  （×集団プログラムに参加している利用者に対しては、個別の通所介護計画を作成しなくてもよい）

- 通所介護は、<u>管理者</u>が作成する通所介護計画（療養通所
  （×介護支援専門員）
  介護の場合は、療養通所介護計画）に基づき、サービスが提供されなければならない。

  → 管理者以外でも、①計画作成の経験者等や②提供に関わる従業者が共同して、通所介護計画を作成することができる。また、通所介護事業所に介護支援専門員の設置は義務付けられていない。

- 通所介護計画は、その内容について利用者に説明して同意を得た上で作成し、<u>利用者に文書で交付する。</u>
  （×口頭で示せばよい）

- 介護予防通所介護事業所の管理者は、モニタリングの結果を踏まえ、必要に応じ<u>介護予防通所介護計画</u>の変更を行う。
  （×介護予防サービス計画）

- 利用定員が10人を超える指定通所介護事業者が置かなければならない従業者として、<u>看護職員、生活相談員、機能訓練指導員</u>等がある。（×健康運動指導士 ×栄養士）

  → 10人以下の事業所の場合、看護職員または介護職員のいずれかの1人の配置で可。機能訓練指導員についてはP.225参照。

- 通所介護（療養通所介護を除く）の介護報酬は、要介護度に**よって異なっている。** ×かかわらず同じである
  ➡ 要介護度が高いと介護報酬も上がる。

- 通所介護（療養通所介護を除く）の介護報酬は、利用者数の規模に**よって異なっている。** ×かかわらず同じである
  ➡ 「大規模型」は1か月あたり平均利用延人数750人超えであり、「通常規模型」は平均利用延人数300人超えを指す。300人未満の規模は、地域密着型通所介護となる。また、地域密着型通所介護は利用定員18人以下となる。

- 通所介護は、利用者ごとにサービス利用時間の長さの異なるサービスは、同一事業所で**提供できる。** ×提供できない
  ➡ 5時間の利用者も8時間の利用者も同一事業所で提供できる。

- おむつ代は、利用料以外の料金として支払いを受けることが**できる。** ×できない
  ➡ その他①実施地域以外に送迎する費用、②通常の時間を超えるサービス、③食費、④日常生活費なども支払いを受けられる。おむつ代が給付に含まれるサービスは、介護保険施設、地域密着型介護老人福祉施設、4つの短期入所サービスである。

- 介護予防通所介護事業所の管理者は、介護予防通所介護計画に基づくサービスの提供開始時から、少なくとも**1か月**に1回は、利用者の状態・サービス提供状況等について、介護予防支援事業者に報告しなければならない。 ×3か月
  ➡ すべての事業者は、そのケアプランをたてた事業者に1か月に1度報告をしなければならない。

- 介護予防通所介護事業として、運動器機能向上サービス、栄養改善サービスまたは口腔機能向上サービスを**提供することができる。** ×提供することはできない

- ⦿ 通所介護で入浴介助を行った場合、**加算がされる。**
  （×加算はされない）
  → 通所介護の基本報酬の中には、送迎は含まれるが入浴は含まれない。そのため、入浴を行えば加算され、送迎が不要な場合は減算される。

- ⦿ 通所介護で、サービス利用時間が9時間以上の場合は、**5時間を限度として**延長加算を算定できる。
  （×3時間を限度として）
  → 通所介護の基本報酬では、①5時間以上7時間未満、②7時間以上9時間未満、の2つの提供時間があるが、延長加算が、通所介護の後5時間、または前2時間と後3時間の計5時間の場合、算定できる。

- ⦿ 通所介護の個別機能訓練加算は、機能訓練指導員の職務に従事する理学療法士等を**配置し**、個別機能訓練計画に
  （×配置しなくても）
  基づき計画的に実施した機能訓練について算定する。

- ⦿ 通所介護の栄養改善加算は、**管理栄養士**を1名以上配置
  （×栄養士）
  し、介護職員等と共同して作成した栄養計画に基づき支援を行い、定期的に記録と評価を行う場合に算定する。

- ⦿ 低栄養にある利用者に対して、管理栄養士を中心に栄養改善サービスを提供した場合は、**月に2回**を限度として栄養改善加算を算定できる。
  （×週に1回）
  → 算定は原則3か月が限度であるが、3か月ごとの状態評価により必要性が認められれば継続して算定できる。

- ⦿ 通所介護の口腔機能向上加算は、言語聴覚士等を**1名**以
  （×2名）
  上配置し、介護職員等と共同して作成した口腔機能改善管理指導計画に基づき支援を行い、定期的に記録と評価を行う場合に算定する。
  → 言語聴覚士、歯科衛生士、看護職員のいずれかを配置して行う。算定は原則1か月に2回、3か月が限度であるが、3か月ごとの状態評価により必要性が認められれば継続して算定できる。

- ⦿ 認知症介護指導者養成研修を修了した者の配置等があれば、認知症高齢者の日常生活自立度Ⅲ以上の利用者に対して認知症加算を算定できる。　（×配置があれば、認知症の程度にかかわらず）

- ⦿ 難病等やがん末期の要介護者を対象にした療養通所介護とは、医療機関や訪問介護サービス等と連携した療養介護事業所で行うものをいう。　（×療養病床を持つ病院のみに併設された専用の部屋）

  ➡ 医療機関および訪問看護ステーションと、同一敷地内に設置される。管理者は看護師である。

- ⦿ 指定療養通所介護事業所では、難病などを有する重度要介護者等を対象として、療養通所介護計画に基づき支援を行う。　（×居宅サービス計画）

  ➡ 療養通所介護計画は、訪問看護計画書が作成されている場合には、その訪問看護計画との整合を図りつつ、作成しなければならない。

- ⦿ 指定療養通所介護事業者は、安全かつ適切なサービスを提供するため、安全・サービス提供管理委員会を設置しなければならない。　（×衛生管理委員会）

  ➡ 6か月に1回以上開催し、事故事例等データの収集を行うとともに、安全かつ適切なサービスの提供を確保するための方策の検討およびその記録を作成しなければならない。

- ⦿ 療養通所介護事業者は、市町村が指定する。　（×都道府県）

  ➡ 療養通所介護の利用定員は9名以下であり、地域密着型通所介護（利用定員18名以下）のひとつであるため、市町村指定となる。

Point 11 【給付】福祉用具・住宅改修

- ⊙ 福祉用具の使用目的は、利用者の自立支援と介護者の負担軽減である。　（×利用者の自立支援のみ）
  ➡ 住宅改修によって、利用者の外出のための環境が整備され、外出したいという意欲の向上を促すことができる。

- ⊙ 入浴用いすなどの入浴補助用具は、特定福祉用具販売の対象となる。　（×福祉用具貸与）
  ➡ 福祉用具の貸与と販売では、まずは数の少ない販売項目を覚えておこう。販売項目は、「他人と共有することが難しいもの」であり、①入浴に関するもの、②排泄に関するもの、③リフトの吊り具である。

- ⊙ 自動排泄処理装置は、交換可能部品は、特定福祉用具販売の対象となる。　（×交換可能部品も含め）
  ➡ 自動排泄処理装置は、本体部分は高価なため貸与となっており、排泄物が付着する交換可能部分が販売の対象である。

- ⊙ 移動用リフトの吊り具部分は、特定福祉用具販売の対象となる。　（×福祉用具貸与）
  ➡ リフトの吊り具部分は、身体に直接当るため汗などで汚染される消耗品である。

- ⊙ 特定福祉用具販売に、水洗ポータブルトイレは含まれる。
  ➡ 2015年より水洗のものも含まれることとなった。　（×含まれない）

- ⊙ 取付工事の伴わない手すりは、福祉用具貸与の対象となる。　（×の有無にかかわらず）

- ⊙ 福祉用具で、取付工事を伴わないスロープは、福祉用具貸与の対象となる。　（×福祉用具販売）
  ➡ 手すりやスロープは、取付工事を伴うものは住宅改修の対象となり、それ以外が福祉用具貸与の対象となる。

- 福祉用具貸与の対象となるスロープは、**持ち運びできるものである。** ×持ち運びできないものでもよい
  ➡ 工事の必要がなく、持ち運びの容易なものが給付の対象となる。

- 利用者の身体を滑らせるスライディングボードは、福祉用具貸与の**対象となる。** ×対象とならない
  ➡ 特殊寝台附属品として、その他ベッドのサイドレール、テーブル、介助用ベルトなども含まれる。

- エアマットレスなどの床ずれ防止用具は、**福祉用具貸与**の対象となる。 ×特定福祉用具販売
  ➡ 体位変換器も含まれる。

- 福祉用具貸与の対象となる車いすに、介助用電動車いすは**含まれる。** ×含まれない
  ➡ 2015年より電動のものも含まれることとなった。

- 車いすに付属するクッションなどの車いす付属品は、福祉用具貸与の**対象となる。** ×対象とならない

- **認知症老人徘徊感知機器**は、福祉用具貸与の対象となる。 ×緊急通報システム

- 福祉用具貸与事業者は、福祉用具の品名、品名ごとの利用料、その他の必要事項が記載された目録を事務所内に**備え付けなければならない。** ×備え付ける必要はない

- 福祉用具貸与事業者は、回収した福祉用具の保管または消毒を**他の事業者に委託することができる。** ×事業者自身で行わなければならない

- ◉介護予防福祉用具購入費支給限度額は、居宅介護福祉用具購入費支給限度基準額と**同じ額に設定されている**。
  （×より低く設定されている）

  ➡ 要支援者も要介護者もどちらも、1年間10万円が限度額である。自己負担が1万円（1割）の場合、9万円（9割）が給付される。

- ◉福祉用具貸与の利用については、要介護状態区分に応じた**制限がある**。（×制限はない）

  ➡ ①車いす関連、②特殊寝台関連、③床ずれ防止用具、④体位変換器、⑤認知症徘徊感知機器、⑥移動用リフト、⑦尿のみ以外の自動排泄処理装置、は軽度の方には必要度が低いため、要支援者および要介護1の方は原則として使用できない。また、尿のみ以外の自動排泄処理装置は、要介護2と3も利用できない。ただし、医学的所見に基づく医師の判断と、サービス担当者会議で必要と判断された場合は、市町村がこれを確認することによって給付が可能である。

- ◉利用者が特定施設入居者生活介護を受けている場合は、福祉用具貸与費は**算定できない**。（×算定できる）

  ➡ 生活の場が自宅以外である場合には算定できないため、介護保険施設、認知症対応型共同生活介護（グループホーム）、地域密着型介護福祉施設、地域密着型特定施設入居者生活介護では、対象とならない。短期入所の場合は算定できる。

- ◉福祉用具貸与業者には、福祉用具専門相談員を**2名以上**置かなければならない。（×1名以上）

- ◉特定福祉用具を販売する際には、福祉用具専門相談員は、利用者ごとに**特定福祉用具販売計画**を作成しなければならない。（×居宅サービス計画）

- ◉段差を解消するための住宅改修費の支給対象として、昇降機やリフトの**設置はない**。（×設置がある）

  ➡ 住宅改修の対象は、①手すり、②段差解消、③床材、④扉、⑤便器の5つと、それに伴う必要な工事である。大きなリフォームではなく「プチリフォーム」とイメージしよう。また、昇降機などの動力によって段差を解消する機器は給付に含まれていない。

- 立ち上がりが困難な利用者のために非水洗式和式便器を水洗式洋式便器にする場合には、水洗化工事の費用は住宅改修費の支給対象とならない。〈×支給対象となる〉

- 便器の位置や向きの変更は、給付の対象となる。
〈×対象とならない〉

- 要介護度が1から4に変更になった場合には、同じ住宅について住宅改修を行っても、再度住宅改修費の支給を受けることができる。〈×受けることができない〉

➡ 住宅改修費の給付は原則1回20万円までであるが、例外として、①転居した場合と、②要介護状態区分が3段階以上上がった場合には、再度支給を受けることができる。ただし、要支援2と要介護1は同一段階としているため、要支援2の場合の「3段階以上上がった場合」とは要介護4以上になることをいう。

- 転居前にすでに住宅改修費の支給を受けており、転居後の住宅を改修した場合、住宅改修費は支給される。
〈×支給されない〉

- 住宅改修費の給付方法は、被保険者が事業者に改修工事の費用を支払った後に、市町村から被保険者に支給される償還払いである。
〈×現物給付〉

➡ 住宅改修費の申請には、介護支援専門員等が作成する住宅改修を必要とする旨が記載された理由書が必要である。住宅改修の流れとしては、①ケアマネに相談→②事前の申請と確認(内容・見積・住宅改修を必要とする理由・改修予定の状態が確認できる写真や改修後の図面等を添付し、市町村が確認)→③施行・完成(利用者は業者に施工費を先に支払う)→④事後申請と決定(給付の償還払い)となる。

Point 12 【給付】短期入所生活介護・特定施設入居者生活介護

⦿ 短期入所生活介護は、在宅生活の継続への支援という観点から、利用者自らの生活スタイルを尊重することが必要となる。（×短期入所生活介護事業所）

→ 短期入所療養介護と合わせてどちらもショートステイと呼ばれている。

⦿ 短期入所生活介護は、家族の結婚式への出席や趣味活動への参加などを理由とした利用はできる。（×できない）

⦿ 短期入所生活介護は、一人暮らしの高齢者は利用できる。
（×同居家族の休養をサービスの目的としており、一人暮らしの高齢者は原則利用できない）

→ 短期入所生活介護の目的は、在宅での自立支援であり、①利用者の社会的孤立の解消、②利用者の心身の機能の維持、③利用者の家族の身体的および精神的負担の軽減を図る。

⦿ 短期入所療養介護は、要介護に認定された者で、慢性疾
（×短期入所生活介護）
患などにより医学的管理や医療を必要とする者の利用を想定している。

→ 短期入所療養介護は、医療系サービスのため医師の指示が必要であるが、短期入所生活介護は福祉サービスのため医師の指示は不要である。医療の「療」という文字が入っているサービスは、医療系サービスのひとつであると覚えておこう。

⦿ 短期入所生活介護は、利用申込者や家族に対し重要事項に関する文書を交付して説明を行い、サービス内容や利
（×関して口頭で）
用期間等について同意を得なければならない。
（×同意は得る必要はない）

→ 全サービス共通。

- ⊙ 短期入所生活介護で身体的拘束を行う場合には、その態様および時間、その際の利用者の心身の状況ならびに緊急やむを得ない理由を記録することとなっている。
  （×は記録しなくてもよい）

  ➡ 全サービス共通。緊急やむを得ない場合とは、①切迫性、②非代替性、③一時性の3要件すべてを満たし、なおかつ事業所全体の意思決定であり、本人や家族に対する丁寧な説明が必要である。記録は義務である。

- ⊙ 短期入所生活介護の事業ができる施設は、**特別養護老人ホーム、養護老人ホーム、老人短期入所施設など**である。
  （×特別養護老人ホームのみ）

- ⊙ 短期入所生活介護は、「単独型」、「併設型」、「空床利用型」の3つに区分されている。（×「単独型」と「併設型」の2つ）

  ➡ 「単独型」は老人短期入所施設などのように短期入所だけを単独で行う施設、「併設型」は特別養護老人ホーム等に短期入所用のベッドを確保して一体的に運営しているもの、「空床利用型」は特別養護老人ホーム等の空きベッドを利用して行うものである。サービスが○○型といったタイプに分かれている場合、漢字の意味を考えると理解しやすい。

- ⊙ 短期入所生活介護は、利用者20名未満の併設型の事業所の場合、介護職員は非常勤でもよい。（×常勤である）

  ➡ 短期入所生活介護の利用定員は20人以上と定められているが、「併設型」と「空床利用型」は20人未満でもよいとされている。また介護・看護職員は利用者3人に1人の割合で配置されており、原則1人以上は常勤であるが、利用者20名未満の併設型の場合は非常勤でもよい。

- ⊙ 短期入所生活介護の機能訓練指導員は、理学療法士、作業療法士または言語聴覚士以外でも可能である。
  （×でなければならない）

  ➡ 機能訓練指導員とは、資格名ではなく職種名であり、日常の生活能力の向上を目的に高齢者へのリハビリ訓練を行う。短期入所生活介護には1人以上配置しなければならない。機能訓練指導員には資格が必要であり、上記3資格以外に、①看護師、②准看護師、③柔道整復師、④あん摩マッサージ師がなることができる。「機能訓練」と「リハビリテーション」はイメージとしては似ているが、「リハビリテーション」は医学的要素のある言葉で医療系職種が提供しており、「機能訓練」は広い意味で使う（トイレに介助しながら連れていくなど）ため、介護保険サービスすべてで提供している。

- 短期入所生活介護における短期入所生活介護計画は、おおむね**4日以上**連続して利用が予定される場合に作成し〔×7日以上〕なければならない。

- 短期入所生活介護計画は、**居宅サービス計画の内容に沿って作成しなければならない。**
〔×居宅サービス計画が作成されている場合には、作成する必要はない〕

- 短期入所生活介護計画は、**管理者が他の従業者と協議の上策定する。** 〔×事業所に配置された介護支援専門員が作成を担当しなければならない〕

- 短期入所生活介護の事業所に介護支援専門員の資格を有する者がいる場合は、その者に短期入所生活介護計画の取りまとめを**行わせることが望ましい。**
〔×行わせなければならない〕

- 短期入所生活介護の緊急短期入所受入加算と認知症行動・心理症状緊急対応加算は、**同時に算定できない。**
〔×同時に算定できる〕

  ➡ 他のサービスでも「緊急時の対応」の加算は、複数同時算定はできないと押さえておこう。

- 指定特定施設入居者生活介護事業者は、地域住民またはその自発的な活動等と連携・協力し地域との交流に**努めなければならない。** 〔×努めなくてもよい〕

  ➡ 全サービス共通。

- 特定施設入居者生活介護事業者は、**重要事項の説明も契約の締結も文書で行わなければならない。**
〔×重要事項は口頭で説明してもよいが、契約は文書で締結しなければならない〕

  ➡ 全サービス共通。

- ◉ 第2号被保険者は、要介護に認定されると、特定施設入居者生活介護を利用することができる。
  (×されても、特定施設入居者生活介護を利用できない)

- ◉ 特定施設入居者生活介護は、介護保険制度においては、居宅サービスとして位置付けられている。
  (×施設サービス)

  ➡ 介護保険のサービスでは、さまざまな施設のサービスがあるが、施設サービスとは3つの介護保険施設に入所することである。特定施設は、どれも元々は高齢者のための住宅である。それらの住宅に居住している高齢者は、介護が不要な方もいるが、要介護状態になった場合には、施設の職員等がそのサービスを提供し、その費用は、「特定施設入居者生活介護」として介護給付から提供されるということである。

- ◉ 特定施設入居者生活介護には、サービス付き高齢者向け住宅における介護サービスも含まれる。(×は含まれない)

  ➡ 特定施設とは、①有料老人ホーム、②軽費老人ホーム、③養護老人ホームの3つを指す。食事、介護、家事、健康管理のいずれかのサービスを提供するサービス付き高齢者向け住宅は、有料老人ホームに該当する。

- ◉ ケアハウスの入居者は、特定施設サービス計画に基づく支援を受ける。(×施設サービス計画 ×居宅サービス計画)

  ➡ ケアハウスとは、軽費老人ホームの形態の1つである。特定施設入居者生活介護は居宅サービスのひとつであるが、入所している者のケアプランは特定施設のケアマネが立てる。

- ◉ 養護老人ホームが指定特定施設入居者生活介護の事業を行う場合には、「外部サービス利用型」か「一般型」で行う。
  (×外部サービス利用型指定特定施設入居者生活介護の事業として行う)

  ➡ 外部サービス利用型とは、施設に介護職員等を配置しておらずケアプランや相談業務等は施設職員が行い、介護サービスは外部に委託する形態である。一般型は施設に介護職員等が配置されている。

Point 13 【給付】地域密着型サービス① 共通問題、夜間対応等

◉ ほとんどの地域密着型サービス事業者は、サービスの提
　（×すべての）
　供に当たって、運営推進会議を設置しなければならない。

→ 定期巡回・随時対応型訪問介護看護は「介護・医療連携推進会議」を、夜間対応型訪問介護以外のその他の地域密着型サービスは「運営推進会議」を設置しなければならない。①事業所運営の透明性の確保、②サービスの質の確保、③事業所による「抱え込み」の防止、④地域との連携の確保、などを会議の目的としている。夜間対応型訪問介護に関しては、運営推進会議、介護・医療連携推進会議、どちらも設置義務はない。

◉ 運営推進会議には、地域密着型サービス事業者の提供し
　ているサービス内容等を明らかにするため、市町村職員
　（×運営の独立性を図る観点から）
　や地域包括支援センター職員が参加することとなってい
　る。　　　　　　　　　　（×は参加することができない）

→ 各地域密着型サービス事業所が、利用者、市町村職員、地域の代表者等に対して行う。

◉ 地域密着型サービス事業者は、運営推進会議の記録を作
　成し、公表しなければならない。
　（×しなければならないが、公表は必要ない）

◉ 夜間対応型訪問介護では、定期巡回サービス、オペレー
　ションセンターサービスおよび随時訪問サービスが一括
　して提供される。　　　　　　　　（×のどれかが）

◉ 夜間対応型訪問介護の利用者は、居宅要介護者である。
　（×一人暮らしの高齢者に限られる　×要支援者である）

→ 利用者としては①一人暮らしの高齢者、②高齢者のみの世帯など、中重度の要介護者が想定される。夜中もケアが必要な人は軽度ではないため、要支援者は利用できない。

- 夜間対応型訪問介護のサービスの提供時間は各事業所において設定できるが、最低限 22時から翌朝6時までは含まなければならない。 ×朝6時から22時まで

- 夜間対応型訪問介護は、24時間通報対応加算を選択している事業所 ×ケアコール端末からの通報による随時訪問 であれば、昼間のサービス提供も介護保険給付の対象となる。
  ➡ 22時から翌朝6時までの時間以外のサービスを提供している場合である。

- 指定夜間対応型訪問介護事業所は、原則、オペレーションセンターに通報できる端末機器を利用者に配布しなければならない。 ×携帯電話
  ➡ 利用者からの通報を受け付ける機器として、利用者の心身の状況により家庭電話や携帯電話を活用できる場合には、これらの使用も認められている。

- 夜間対応型訪問介護の事業者は、利用者へ配布するケアコール端末に係る設置料、リース料、保守料の費用を利用者から徴収することはできない。 ×徴収することができる
  ➡ 利用者宅から事業所への通報にかかる通信料（電話料金）については、利用者が負担すべきものである。

- 夜間対応型訪問介護で、利用者から合鍵を預かる場合には、管理を厳重に行うとともに、管理方法や紛失時の対応方法などの必要な事項を記載した文書を利用者に交付する。 ×口頭で説明する

- 夜間対応型訪問介護の定期巡回サービスは、1日の訪問回数は定められていない。
  ×最低1日に1回訪問することが義務付けられている

- 夜間対応型訪問介護では、定期巡回サービスの提供に当たって、**夜間対応型訪問介護計画を作成しなければならない。** ×利用者がすでに訪問介護を受けている場合には、夜間対応型訪問介護計画は作成しなくてよい

- 夜間対応型訪問介護では、オペレーションセンターは、事業の実施地域内に**おおむね300人につき1か所以上**設置しなければならない。 ×必ず

  ➡ 定期巡回サービスを行う訪問介護員等が利用者から通報を受けることにより適切にサービスを実施することが可能であると認められる場合は、オペレーションセンターを設置しないことができる。

- 夜間対応型訪問介護では、オペレーションセンターのオペレーターは、**社会福祉士および介護支援専門員がなることができる。** ×看護師・准看護師または介護福祉士でなければならない

  ➡ その他、①医師、②看護師、③准看護師、④保健師、⑤介護福祉士でなければならないとされており、提供時間帯を通じて1人以上配置する。夜間対応型訪問介護の介護報酬は、オペレーションセンターがあるかないかで異なる。オペレーションセンターがない場合は月額は定額であり、オペレーションセンターがある場合は、基本サービス費に、利用した訪問回数に応じた加算となる。

- 夜間対応型訪問介護では、オペレーターは、夜間対応型訪問介護事業所に常駐している**必要はない。** ×必要がある

  ➡ 地域を巡回しながら利用者からの通報に対応することも可能である。

- 夜間対応型訪問介護では、事業所は、利用者の心身の状況等の情報を蓄積し、オペレーターが常時閲覧できるように**しなければならない。** ×するよう努める

- 定期巡回・随時対応型訪問介護看護の提供するサービスは、定期巡回サービス、随時対応サービス、**随時訪問サービスおよび訪問看護サービスの4つ**である。 ×および訪問看護サービスの3つ

  ➡ 訪問介護のみで行う場合と、訪問介護と訪問看護を合わせて行う場合がある。訪問看護を行う場合は医師の指示が必要である。

- ⊙ 定期巡回・随時対応型訪問介護看護においては、医師および看護師も随時対応サービスのオペレーターになることが**できる**。〔×できない〕
  → オペレーターになれる職種は、夜間対応型訪問介護と同じである。また、1人以上は常勤でなければならない。

- ⊙ 定期巡回・随時対応型訪問介護看護の訪問看護サービスを行うのは、看護師に**限られない**。〔×限られる〕
  → 「訪問看護」が提供できる職種と同じで、保健師、准看護師、理学療法士、作業療法士、言語聴覚士などが行える。

- ⊙ 定期巡回・随時対応型訪問介護看護は、主治の医師が認めた居宅要介護者以外**も、給付対象となる**。
  〔×は、給付対象とならない〕
  → 訪問看護サービスを利用する場合は主治医の指示が必要であるが、訪問介護のみのサービスは主治医の指示(主治医の認め)は必要ではない。

- ⊙ 定期巡回・随時対応型訪問介護看護のサービス提供の日時は、居宅サービス計画**にかかわらず、当該事業所の計画作成責任者が決定できる**。
  〔×に定められた提供日時に則って計画する〕
  → 利用者の日常生活全般の状況および希望を踏まえて計画作成責任者が決定できる。計画作成責任者は当該従事者であって、看護師、介護福祉士、医師、介護支援専門員等のうち1人以上としなければならない。定期巡回・随時対応型訪問介護看護の介護報酬は、月額定額であり、訪問看護の有無で額が異なる。

- ⊙ 地域密着型通所介護は、利用定員が**18人以下**の通所介護である。〔×29人以下〕

Point 14 【給付】地域密着型サービス② 小規模多機能型居宅介護・認知症等

⊙ 小規模多機能型居宅介護の利用者は、1か所の小規模多機能型居宅介護事業所に限って、利用者登録をすることができる。 ×複数の小規模多機能居宅介護事業所に

⊙ 小規模多機能型居宅介護の登録定員は、29人以下に設定しなければならない。 ×25人以下
→ サテライト型は、18人以下。

⊙ 小規模多機能型居宅介護の通いサービスの利用者が登録定員に比べておおむね3分の1を下回る状態を続けてはならない。 ×2分の1
→ 通いサービスの利用者が登録定員に比べて著しく少ない状態が続くものであってはならない。1日の利用定員は、登録定員数によって数が定められている。

⊙ 小規模多機能型居宅介護の提供に当たっては、利用者、利用者の家族、地域住民、地域包括支援センター職員等によって構成される運営推進会議を設置しなければならない。 ×設置することが望ましい
→ 2か月に1回開催する。

⊙ 小規模多機能型居宅介護では、宿泊サービスの利用者が1名の場合でも、夜間および深夜の時間帯を通じて、宿直1名および夜勤1名が必要である。
×宿直か夜勤どちらか1名が必要である
→ 訪問サービス対応のため必要である。宿泊サービス利用者がいない場合、夜間および深夜帯の利用者に対し訪問サービスのため必要な連絡体制があるときは置かないことができる。

- ◉ 小規模多機能型居宅介護の通いサービスを利用していない日には、訪問サービスの提供や電話連絡による見守り等を可能な限り行わなければならない。
  （×行わなくてもよい）

- ◉ 小規模多機能型居宅介護の利用者が居宅で訪問看護を利用した場合には、介護保険給付の対象となる。
  （×対象とならない）

  → ①訪問看護、②訪問リハビリ、③居宅療養管理指導、④福祉用具貸与以外の居宅サービス、および地域密着型サービスは、同時に算定できない。小規模多機能型居宅介護の介護報酬は、月額定額である。

- ◉ 小規模多機能型居宅介護の登録者に対しては、当該事業所の介護支援専門員が居宅サービス計画の作成を行う。
  （×居宅介護支援事業所）

- ◉ 小規模多機能型居宅介護事業者の介護支援専門員は、登録された利用者の居宅サービス計画および、小規模多機能型居宅介護計画の作成を行う。（×のみ）

- ◉ 小規模多機能型居宅介護計画は、利用者の心身の状況、希望およびその置かれている環境を踏まえて、介護支援専門員がほかの従業者と協議のうえ、作成される。
  （×だけで）

  → 小規模多機能型居宅介護計画を作成する介護支援専門員は、地域活動への参加の機会の提供等、利用者の多様な活動の確保に努めなければならない。

- ◉ 認知症対応型共同生活介護では、やむを得ず居宅で生活が継続できない理由がある場合でも、認知症でない者は入居できない。（×には、認知症でない者も入居が可能である）

  → 「認知症対応型」という言葉がつく2つのサービスは、認知症のみが対象である。その他のサービスはすべて認知症も認知症以外も対象となる。

- ⦿ 認知症対応型共同生活介護では、利用者の処遇上必要と認められる場合には、居室を2人部屋にすることができる。〔×できない〕
  - ➡ 定員は5~9人で、原則個室であるが、夫婦などの場合は2人部屋とすることも可能である。

- ⦿ 認知症対応型共同生活介護事業所の管理者は、厚生労働大臣が定める研修を修了していなければならない。〔×市町村が定める研修〕
  - ➡ また、認知症である者の介護に3年間従事した経験が必要である。

- ⦿ 認知症対応型共同生活介護事業者は、利用者の負担により、当該事業所の介護従業者以外の者による介護を受けさせることはできない。〔×受けさせることができる〕
  - ➡ 施設等の自宅以外に入所または入居するサービスでは、外部利用型以外は、原則その中で介護サービスを完結させる。

- ⦿ 複数の共同生活住居がある認知症対応型共同生活介護事業所の場合は、共同生活住居ごとにそれぞれ夜勤職員を配置しなければならない。〔×複数の共同生活住居がある場合でも、1人で夜勤職員を兼任できる〕
  - ➡ 原則1事業所あたり、共同生活住居(ユニット)の数は2以下である。ただし、新たな用地確保が困難である等の事情がある場合には3ユニットまで可能である。

- ⦿ 認知症対応型共同生活介護事業者は、共同生活住居ごと〔×事業所ごと〕に非常災害対策などの事業運営についての重要事項に関する規程を定めておかなければならない。

- ⦿ 認知症対応型共同生活介護事業者は、食材料費、理美容代、おむつ代を利用者から受け取ることができる。〔×受け取ることはできない〕

- 認知症対応型共同生活介護では、共同生活住居ごとに、（×事業所）認知症対応型共同生活介護計画の作成を担当する計画作成担当者を置かなければならない。（×介護支援専門員）

- 認知症対応型共同生活介護計画は、介護支援専門員でなくとも作成できる。（×介護支援専門員のみが）
  → 複数住居（ユニット）の場合、他の住居（ユニット）に介護支援専門員がいれば、介護支援専門員以外でも作成できる。計画作成担当者のうち少なくとも1人は、介護支援専門員であること。また、計画作成担当者は厚生労働大臣が定める研修を修了している者でなければならない。

- 認知症対応型共同生活介護計画は、居宅サービス計画に沿って作成される必要はない。（×作成されなければならない）
  → グループホームのサービスを受けるということは、居宅支援事業所のケアマネの手を離れ、グループホームの計画作成担当者（ケアマネ含む）による計画に基づいてサービスを提供されるということである。そのため、居宅サービス計画はなく、認知症対応型共同生活介護計画のみとなる。

- 認知症対応型通所介護は、一般の通所介護と同一の時間帯に同一の空間で一体的な形で実施することは、認められていない。（×認められている）

- 共用型認知症対応型通所介護は、認知症対応型共同生活介護事業所（×介護老人福祉施設）の居間または食堂を利用して、その利用者とともに行うことができる。

- 認知症対応型通所介護のサービスは、必ずしも事業所内で提供しなくてもよい。（×事業所内で提供しなくてはならない）

- 認知症対応型通所介護では、若年性認知症の者も対象とする事業所の設置市町村は、それを広域的に利用させることが求められている。（×までは行わない）
  → 若年性認知症のプログラムを有する事業所が少ないため、他市町村からの指定により他市町村からの受入れも可能となる。

Point 15 【給付】地域密着型サービス③ 施設等、訪問入浴介護

- 地域密着型介護老人福祉施設入所者生活介護の入所者または家族が行政機関に対する手続きを行うことが困難な場合には、<u>その同意を得て</u>、事業者が代わって行わなければならない。　〔×同意がなくても〕

- 地域密着型介護老人福祉施設の介護支援専門員は、入所者が常時の介護が必要となった場合には、介護老人福祉施設への入所を<u>勧める必要はない。</u>
〔×勧めなければならない〕

- 地域密着型介護老人福祉施設の入所定員は、<u>29人以下</u>である。　〔×30人以下〕
  → 地域密着型特定施設入居者生活介護も同じである。

- 地域密着型介護老人福祉施設入所者生活介護の施設形態は、単独小規模の介護老人福祉施設と、同一法人による本体施設のあるサテライト型居住施設、<u>居宅サービス事業所や地域密着型サービス事業所に併設された小規模の介護老人福祉施設の3つである。</u>〔×の2つである〕

  → サテライト型居住施設とは、同一法人によって運営される本体施設と密接に連携しながら、本体施設とは別の場所で運営する形態の施設である。併設型の小規模介護老人福祉施設は、他のサービスと併設しているものをいう。他のサービスとは、居宅介護支援事業所、ショートステイやデイサービス等の居宅サービス事業所、地域密着型サービス事業所(小規模多機能型居宅介護事業所、認知症デイサービスおよび夜間対型訪問介護事業所に限る)である。

- 地域密着型介護老人福祉施設入所者生活介護の地域密着型施設サービス計画には、地域住民による入所者の話し相手、会食など<u>も含める。</u>〔×は含めない〕

- 地域密着型介護老人福祉施設入所者生活介護では、サービス提供上必要と認められる場合は、ユニット型の居室の定員を2名にすることができる。×できない

- 地域密着型介護老人福祉施設入所者生活介護の入所者が病院等に入院し、3か月以内（×6か月以内）に退院することが明らかに見込まれる場合は、原則として、退院後再び当該施設に円滑に入所できるようにしなければならない。

- 居宅の浴場での入浴が困難な場合、介助者がいても、訪問入浴介護を利用することができる。×でも、介助者がいる場合には、訪問入浴介護を利用することはできない
  ➡ その他、自宅外への移動が困難な方、入浴行為に伴い病状が変化する可能性が高く注意を要する方などが、利用者の特徴としてある。

- 介護予防訪問入浴では、利用者の自宅の浴槽を利用して、入浴サービスを提供することはできない。×できる
  ➡ 「訪問入浴介護」も「介護予防訪問入浴介護」も、浴槽を提供して行われる入浴の介護サービスである。

- ADLが自立している要支援者は、必要があれば訪問入浴介護は利用できる。×訪問入浴介護は利用できない
  ➡ 自宅浴室が屋外離れにあり自宅浴が困難、山間部に自宅があり通所介護の送迎車両利用が困難、疥癬罹患により通所介護利用が困難等。

- 訪問入浴介護の従業者は、利用者の病状が急変した場合には、速やかに主治医に連絡する等の措置を講じなければならない。×するよう努める
  ➡ 入浴は負荷がかかるサービスであるため、場合によって急変することもあり得る。

- 訪問入浴介護において十分な経験年数がある介護職員が訪問する場合でも、主治の医師の意見の確認なしに入浴の可否を判断してはならない。(×判断してもよい)

  ➡ 主治医の指示は不要であるが、前述のように入浴は負荷がかかるため、意見書を書いてもらうか、サービス担当者会議等で意見をもらうかする。

- 利用者が胃ろうによる経管栄養を受けている場合にも、訪問入浴介護は利用することができる。(×できない)

- 膀胱留置カテーテルがある場合には、訪問入浴介護は利用できる。(×できない)

  ➡ その他人工呼吸器などの医療が提供されている場合でも、適切に対応しながら訪問入浴介護を提供することはできる。また、終末期も同様に利用することができる。

- 感染症に罹患している場合にも、適切な対応をすることによって、訪問入浴介護を利用することができる。(×訪問入浴介護員への感染が考えられるため、訪問入浴介護を利用することはできない)

  ➡ その日の訪問入浴の最後にすることや、予防衣等を使用するなど、対応する。

- 訪問入浴介護の提供には、看護職員1人と介護職員2人で行う場合のほか、介護職員3人で行う場合がある。(×場合のみである)

  ➡ 訪問入浴介護の提供は、利用者の身体の状況によっては、介護職員3人で行う場合がある。看護職員とは、看護師または准看護師である。

- 介護予防訪問入浴では、看護職員1人と介護職員1人の2人でサービスを提供することができる。(×はできない)

  ➡ 対象が要支援者の場合、利用者のADLが自立していることもあり、2人でのサービス提供ができる。

- ⊙ 利用者の身体の状況等に支障を生ずるおそれがなく、主治の医師の意見を確認した上で、介護職員3人で訪問入浴介護を提供した場合には、所定単位数の**100分の95**を算定できる。　（×100分の100）
  → 介護予防訪問入浴介護の場合も同様に、主治の医師の意見を確認した上で、介護職員2名での提供ができ、その場合も100分の95の算定となる。

- ⊙ 訪問入浴介護事業所が、その事業所と同一の建物に居住する利用者に対し訪問入浴介護を提供する場合には、所定単位数の**100分の90**に相当する単位数を算定する。　（×100分の95）
  → 訪問入浴介護以外にも、指定訪問系サービス事業所の①所在する建物と同一の敷地内、②隣接する敷地内の建物、③同一建物に居住する利用者または事業所における一月当たりの利用者が同一の建物に20人以上居住する建物、の利用者に対し、指定訪問介護を行った場合は、所定単位数の100分の90に相当する単位数を算定（＝10％減算）する。③の「同一建物に居住する」とは、有料老人ホーム等である。

- ⊙ 訪問入浴介護において利用者の体調が悪く、利用者の希望により部分浴のみ行った場合、**全身入浴より低い単位数の算定となる。**（×全身入浴と同じ単位数を算定することができる）
  → 100分の70で算定される。

- ⊙ 訪問入浴介護では、利用者の身体に接触する設備、器具は、**サービス提供ごとに消毒したものを使用する。**
  （×1日に1回、その日の業務を終了したときに清掃する）

- ⊙ 全身入浴の介助に必要な場合にも、訪問介護と訪問入浴介護を同時間に利用することは**できない。**（×できる）
  → 必要がある場合、訪問介護と訪問看護、または訪問介護と訪問リハビリテーションを、同一利用者が同一時間帯に利用することが可能である。

- ⊙ 利用者が小規模多機能型居宅介護を利用しているときは、訪問入浴介護は保険給付の**対象とはならない。**
  → P.233参照。　（×対象となる）

Point 16 【給付】介護老人福祉施設

- 指定介護老人福祉施設は、老人福祉法における特別養護老人ホームであり、入所の対象は原則として40歳以上の要介護3以上の認定を受けた者である。
  （×65歳以上の常時介護を必要とする高齢者に限定される）
  ➡ 要介護1・2の者であっても、やむを得ない事情により、介護老人福祉施設以外での生活が著しく困難であると認められる場合などには、入所が認められる。

- 介護老人福祉施設は、都道府県知事が指定する介護保険施設である。
  （×介護老人福祉施設ならびに地域密着型介護老人福祉施設）

- 介護老人福祉施設は、サービスの提供を求められた場合は、被保険者資格、要介護認定の有無および要介護認定の有効期間を確かめなければならない。
  （×確かめるよう努める）

- 介護老人福祉施設は、正当な理由なくサービスの提供を拒否してはならない。（×入院の必要がある場合以外）
  ➡ 入所者に対し自ら適切な施設サービスを提供することが困難な場合は、拒否ができる。

- 介護老人福祉施設は、入所施設であっても、利用者の在宅生活が可能かどうかを定期的に検討し、在宅復帰に努めなければならない。（×困難なため、施設で最期まで看取るよう）

- 介護老人福祉施設は、入所者の退所に際しては、退所の年月日をその被保険者証に記載しなければならない。
  （×記載しなくてもよい）

- ⊙介護老人福祉施設では、できる限り離床して、食堂で食事を摂るよう支援しなければならない。（×居室）

- ⊙介護老人福祉施設では、教養娯楽施設等を備えるとともに（×備えなくてもよいが）、適宜入所者のためのレクリエーション行事を行わなければならない。

- ⊙介護老人福祉施設で、管理者は従業者の業務の実施状況（×施設サービス計画の作成を担当する介護支援専門員）の把握を一元的に行わなければならない。

- ⊙介護老人福祉施設で施設サービス計画の作成を担当する介護支援専門員は、入所者100名ごとに1名を置かなければならない。（×50名ごと）
  → 常勤の介護支援専門員を1名以上置かなければならない。介護支援専門員は、その業務に支障がなければ他の職務と兼務することができる。

- ⊙介護老人福祉施設で施設サービス計画の作成を担当する介護支援専門員は、施設サービス計画の原案について、入所者またはその家族に説明し、文書により入所者の同意を得なければならない。（×家族の同意）

- ⊙介護老人福祉施設で施設サービス計画を作成する際は、サービス担当者会議を開催し、他のサービス担当者に照会等を行うことにより、専門的な見地からの意見を求める。（×地域ケア会議）

- ⊙介護老人福祉施設の計画担当介護支援専門員は、定期的に（×1か月ごと）利用者と面接し、サービスの実施状況を把握しなければならない。
  → モニタリングのことである。

3 福祉サービス分野

- ⦿ 介護老人福祉施設の入所者が要介護状態区分の変更の認定を受けた場合には、計画担当介護支援専門員は、**サービス担当者会議を開催し担当者の意見を求めて、サービス内容の変更の必要性を検討する。**

  (×担当者の意見を求めることなく、自らの判断で施設サービス計画の変更ができる)

- ⦿ 介護老人福祉施設で施設サービス計画の作成を担当する介護支援専門員は、事故が発生したときに、その状況や処置について**記録しなければならない。**

  (×記録するよう努める)

- ⦿ ユニット型介護老人福祉施設では、原則として定員1名の少数の居室**およびそれに近接して設けられる共同生活室により一体的に構成される場所**を、ユニットと呼んでいる。

  (×によって構成される場所)

  ➡ 隣接した10部屋以下を1ユニットとしてケアを提供する。また、ユニット型介護老人福祉施設では、入居前の居宅での生活と入居後の生活が連続したものとなるよう、配慮しなければならないとされている。

- ⦿ ユニット型介護老人福祉施設では、昼間は**1つのユニット**ごとに、常勤1名以上、夜間は2つのユニットごとに1名以上の介護職員または看護職員を配置することが必要である。

  (×2つ)

- ⦿ ユニット型介護老人福祉施設では、**1つのユニットごと**に、常勤のユニットリーダーを配置することになっている。

  (×2つのユニットごと)

- ⦿ ユニット型介護老人福祉施設に入所している者に係る介護報酬は、ユニット型の形態をとらない介護老人福祉施設に入所している者に係る介護報酬とは異なる。
  ×同一である

  ➡ ユニット型の方が居室および光熱費等で高くなる。

- ⦿ 介護老人福祉施設は、訪問看護や居宅療養管理指導等の居宅サービスを利用することはできない。
  ×介護支援専門員が必要と認めた場合であれば、入所者は、訪問看護等の居宅サービスを利用することができる

  ➡ 施設サービスは、入所することによって利用者に必要なサービスを完結させる。そのため、居宅サービスや地域密着型サービスなどの他の介護保険のサービスは入所中に利用することができない。

- ⦿ 介護老人福祉施設は、入所者が病院等に入院した場合、3か月以内に退院できると見込まれるときは、退院の際
  ×その入院期間にかかわらず

  に円滑に再入所することができるようにしなければならない。

- ⦿ 介護老人福祉施設は、感染症や食中毒の予防・まん延防止のため、その対策を検討する委員会をおおむね3か月
  ×6か月

  に1回以上開催するとともに、指針を作成しなければならない。

- ⦿ 介護老人福祉施設は、あらかじめ協力歯科医療機関を定めておくよう努めなければならない。×協力病院

- ⦿ 介護老人福祉施設は、歯科医師から指示を受けた歯科衛生士が、介護職員に対して口腔ケアに係る技術的助言および指導を行った場合は、口腔衛生管理体制加算を算定できる。
  ×口腔衛生管理加算

  ➡ 「口腔衛生管理加算」も「口腔衛生管理体制加算」もすべての介護保険施設で算定できる。

付録資料1 基本チェックリスト

　介護予防が必要である65歳以上の高齢者を早期に発見し、介護を必要とする生活を未然に防ぐためのもので、平成27年度の新しい総合事業からは要介護認定の手続きに含めることとなっています。以下の25項目で構成されており、はい、いいえなどで答え、点数化します。

■日常生活関連動作
1. バスや電車で1人で外出していますか
2. 日用品の買い物をしていますか
3. 預貯金の出し入れをしていますか
4. 友人の家を訪ねていますか
5. 家族や友人の相談にのっていますか

■運動器の機能
6. 階段を手すりや壁をつたわらずに昇っていますか
7. 椅子に座った状態から何もつかまらず立ち上がっていますか
8. 15分位続けて歩いていますか
9. この1年間に転んだことがありますか
10. 転倒に対する不安は大きいですか

■低栄養状態
11. 6ヵ月で2〜3Kg以上の体重減少がありましたか
12. 身長、体重

■口腔機能
13. 半年前に比べて固いものが食べにくくなりましたか

14 お茶や汁物等でむせることがありますか
15 口の渇きが気になりますか

■閉じこもり
16 週に1回以上は外出していますか
17 昨年と比べて外出の回数が減っていますか

■認知機能
18 周りの人から「いつも同じ事を聞く」などの物忘れがあると言われますか
19 自分で電話番号を調べて、電話をかけることをしていますか
20 今日が何月何日かわからないときがありますか

■うつ
21 (ここ2週間) 毎日の生活に充実感がない
22 (ここ2週間) これまで楽しんでやれていたことが楽しめなくなった
23 (ここ2週間) 以前は楽にできていたことが今ではおっくうに感じられる
24 (ここ2週間) 自分が役に立つ人間だと思えない
25 (ここ2週間) わけもなく疲れたような感じがする

付録資料2 課題分析標準項目

課題分析とは、情報収集をしてその対象者の状態を分析することです。とくに要介護者の課題分析は以下の10〜23の14項目について行わなければなりません。

■基本情報に関する項目

1	基本情報	受付、利用者等基本情報
2	生活状況	現在の生活状況、生活歴等
3	利用者の被保険者情報	介護保険、医療保険、生活保護、身体障害者手帳の有無等
4	現在利用しているサービスの状況	介護保険給付の内外を問わず、現在受けているサービスの状況
5	障害老人の日常生活自立度	障害老人の日常生活自立度
6	認知症である老人の日常生活自立度	認知症である老人の日常生活自立度
7	主訴	利用者およびその家族の主訴や要望
8	認定情報	要介護状態区分、審査会の意見、支給限度額等
9	課題分析（アセスメント）理由	初回、定期、退院退所時等

■課題分析（アセスメント）に関する項目

10 健康状態	既往歴、主傷病、症状、痛み等
11 ADL	寝返り、起きあがり、移乗、歩行、着衣、入浴、排泄等
12 IADL	調理、掃除、買物、金銭管理、服薬状況等
13 認知	日常の意思決定を行うための認知能力の程度
14 コミュニケーション能力	意思の伝達、視力、聴力等
15 社会との関わり	社会的活動への参加意欲、社会との関わりの変化、喪失感や孤独感等
16 排尿・排便	失禁の状況、排尿排泄後の後始末、コントロール方法、頻度等
17 じょく瘡・皮膚の問題	じょく瘡の程度、皮膚の清潔状況等
18 口腔衛生	歯・口腔内の状態や口腔衛生
19 食事摂取	栄養、食事回数、水分量等
20 問題行動	暴言暴行、徘徊、介護の抵抗、収集癖、火の不始末、不潔行為、異食行動等
21 介護力	介護者の有無、介護意思、介護負担、主な介護者等
22 居住環境	住宅改修の必要性、危険個所等
23 特別な状況	虐待、ターミナルケア等

付録資料3 介護予防サービス・支援計画書

介護予防サービス・支援計画書

NO.＿＿＿＿＿＿＿＿

利用者名　　　　　　　　　　　様（男・女）
計画作成者氏名
計画作成（変更）日　　年　　月　　日（初
目標とする生活

> 大きな目標につながるものや、健康管理能力や機能の向上・生活行為の拡大・環境改善など、達成可能な毎日の目標を記入する。「毎日、薬を飲む」「毎日、新聞を取りに行く」など。

1日

アセスメント領域と現在の状況	本人・家族の意欲・意向	領域における課題（背景・原因）	総合的課題	課題に対する目標と具体策の提案	具体策についての本人・家族
運動・移動について		□有 □無			
日常生活（家庭生活）について					
社会参加、対人関係・コミュニケーションについて		□有 □無			
健康管理について		□有 □無			

1. 情報収集＆分析
この4つの領域の
① 現状
② 本人・家族の意向
③ 課題
をそれぞれ記入。

2. 仮の計画およびすり合わせ
全体像を理解した上での
① 生活全体の課題
② 目標と対策
③ その具体策に対する本人・家族の思い（不安なことなども含め）
などを記入。

健康状態について
□主治医意見書、検診結果、観察結果等を踏まえた留意点

【本来行うべき支援ができない場合】
妥当な支援の実施に向けた方針

基本チェックリストの（該当した質問項目数）／（質問項目数）を記入して下さい
地域支援事業の場合は必要な事業プログラムの枠内の数字に○印をつけて下さい

	運動不足	栄養改善	口腔内ケア	閉じこもり予防	物忘れ予防	うつ予防
予防給付または地域支援事業	／5	／2	／3	／2	／3	／5

地域包括支援センター
【意見】

【確認印】

248

これは「介護予防支援」および「介護予防ケアマネジメント」、どちらも共通のケアプランの用紙です。

| 初回・紹介・継続 | 認定済・申請中 | 要支援1・要支援2 | 地域支援事業 |

認定の有効期間　年　月　日～　年　月　日
委託の場合：計画作成事業者・事業所名及び所在地（連絡先）
担当地域包括支援センター：

> 利用者とともに生きがいや楽しみを話し合い、今後の生活で達成したい目標を設定して記入する。「温泉に旅行に行く」など。

| 1年 |

	支援計画					
目標	目標についての支援のポイント	本人等のセルフケアや家族の支援、インフォーマルサービス	介護保険サービスまたは地域支援事業	サービス種別	事業所	期間
	( )					
	( )	**3. 目指すゴールに向けた具体的対策の決定** 本人・家族と話し合って合意したものを記入。 ① 合意した目標 ② その目標に対する具体的対策 　（サービスの種類、事業所、期間なども含め）				
	( )					
	( )					

総合的な方針：生活不活発病の改善予防のポイント

計画に関する同意

上記計画について、同意いたします。

平成　年　月　日　氏名　　　　　　　　　　　印

付録資料4 居宅サービス計画書

第1表　居宅サービス計画書(1)

居宅サービス計画書（1）

利用者名　NT　　　　　　殿　　　生年月日

居宅サービス計画作成者氏名

居宅介護支援事業者・事業所名および所在地

居宅サービス計画作成（変更）日　29年　1月　12日

認定日　　年　　月　　日　　　　認定の有効期間　　年　　月　　日

要介護状態区分	要介護1　・　要介護2　・　要介護3　・　要介護
利用者および家族の生活に対する意向	本人：家で寝たきりになりたくない。 　　　麻痺で動けないところはあっても、家族で 家族：旅行に連れていってあげたい。 　　　お風呂の介助は難しいので、サポートして
介護認定審査会の意見およびサービスの種類の指定	リハビリをケアプランに組み入れるよう努めてく
総合的な援助の方針	麻痺などで動けないことにより、関節が硬くなっ 日常生活の中でできるリハビリや、入浴等の生 また、実際の旅行に際して必要となることをご本 具体的に必要な支援をしていきます。
生活援助中心型の算定理由	1．一人暮らし　2．家族等が障害、疾病等　3．その

私は、この居宅サービス計画書について説明を受け、内容に同意し、これを受領しま

これは居宅介護支援のケアプラン用紙で、3種類あります。
施設介護支援でも、ほぼ同じような仕様になっています。

作成年月日　　年　月　日

初回・紹介・継続　　認定済・申請中

住所

初回居宅サービス計画作成日　　28 年　4 月　5 日

月　日

・　要介護5

ていた箱根温泉に行きたい。

んどん動けなくなったらどうしようか不安なので、いろいろ教えてほしい。

> ここが記載されることは0.3％と低いですが、合議体が積極的に意見を付している市町村もあります。
> 意見がある場合は被保険者証に記載されているので、それをケアプランにも記載し、反映させていきます。

生活がしにくくならないように、
するよう努めます。
族とともに共有しながら、

）

年　月　日　　利用者（代理者）氏名　　　　　　　印

第2表　居宅サービス計画書(2)

利用者名			殿	居宅サービス計画書(2)		作成年月日	年	月	日
生活全般の解決すべき課題(ニーズ)	目標				援助内容				
	長期目標	(期間)	短期目標	(期間)	サービス内容	※1	サービス種別	※2	頻度	期間

> 第1表で出した方向性をもとに、課題(ニーズ)を具体的に抽出する。
> ニーズは、その人がどんな生活をしたいか、どんなふうに生きたいか、が反映されるように書く(○○したい。○○できるようになりたい。など)。
> それぞれのニーズを満たすために必要な具体的な対策(計画)を立てていく。
> そのゴールに向かうための目標を、日々の短期的な目標、長い目で見た長期的な目標として記入する。

※1「保険給付の対象となるかどうかの区分」について、保険給付対象内サービスについては○印を付す。　※2「当該サービス提供を行う事業所」について記入する。

第3表　週間サービス計画表

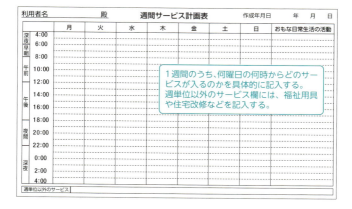

> 1週間のうち、何曜日の何時からどのサービスが入るのかを具体的に記入する。
> 週単位以外のサービス欄には、福祉用具や住宅改修などを記入する。

索　引

数字・英字
24時間心電図検査 ……………104
3－3－9度方式 ………144,147
ADL ……………………………106
BMI ……………………………125
BPSD …………………………112
CRP ……………………………105
ICF ……………………………180
Japan Coma Scale … 144,147
MMSE …………………………115
MRSA …………………………141
OD錠 …………………………128

あ行
アセスメント ………………78,85,90
アルコール依存症 ……………122
アルコール性肝炎 ……………105
アルツハイマー型認知症 ……114
アルツハイマー病 ……………116
異型狭心症 ………………………99
一般介護予防事業 ………………73
胃ろう …………………109,136
飲酒 ……………………………123
インスリン ……………………130
インテーク面接 ………………184
インフォーマルサービス ……188
インフルエンザ ………………140
ウェルナー症候群 ……………101
うつ病 …………………………120
運営推進会議 …………………228
栄養・食生活アセスメント …124
栄養障害 ………………………127
栄養マネジメント加算 ………172
エネルギー欠乏症 ……………125
嚥下障害 ………………………108
オープンクエスチョン ………181

か行
介護給付費等審査委員会 ………56
介護サービス情報 ………………64
介護認定審査会 …………………36
介護扶助 ………………………205
介護保険事業 ……………………15
介護保険事業計画 ………………60
介護保険施設 ……………88,175
介護保険審査会 ……………22,40
介護保険制度 ………………13,17

介護予防・生活支援サービス事業 ……73
介護予防・日常生活支援総合事業 ……73
介護予防サービス計画 …………84
介護予防サービス事業者 ………22
介護予防支援 ……………………84
介護予防支援事業所 ……………84
介護予防短期入所療養介護 …166
介護予防通所介護 ……………217
介護予防訪問リハビリテーション …156
介護療養型医療施設 …………166
介護老人福祉施設 …………54,240
介護老人保健施設 ……55,168,172
疥癬 ……………………………143
回想法 …………………………116
潰瘍 ……………………………103
下顎呼吸 ………………………150
課題分析 …………………………90
課題分析標準項目 ………………78
加齢黄斑変性 ……………………97
がん ……………………………99,139
肝硬変 …………………………103
関節可動域訓練 ………………106
関節リウマチ …………………103
感染症 …………………………140
気管切開 ………………………134
義歯 ……………………………109
基準該当サービス ………………45
機能性精神障害 ………………123
居宅介護 …………………76,80
居宅介護支援事業者 ………76,81
居宅サービス計画 …………78,82
居宅サービス事業者 ………21,53
居宅療養管理指導 ………52,160
筋萎縮性側索硬化症 …………101
薬 ………………………………128
区分支給限度基準額 ……………46
クローズドクエスチョン ……181
経管栄養 ………………………136
血圧 ……………………………104
結核 ……………………………141
血小板 …………………………105
血清アルブミン値 ……………105
血清クレアチニン値 …………105
血糖値 …………………………105
現物給付 …………………………44

253

高額介護サービス費 ……………49
後期高齢者医療制度 ……17,189
口腔ケア ………………………109
高血圧 …………………………98
拘縮 ……………………………107
高齢者虐待 ……………………192
高齢者虐待防止法 ……………192
国際生活機能分類 ……………180
国保連 ………………………56,59
国民健康保険団体連合会 ……56
骨粗鬆症 ………………………97
骨密度 …………………………104
個別援助計画 …………………91
コミュニティワーク …………187

さ行
サービス担当者会議 …79,86,89
サービス提供責任者 …210,211
財政安定化基金 ………………71
在宅酸素療法 …………………132
在宅人工呼吸法 ………………133
サルコペニア …………………107
脂質異常症 ……………………105
施設サービス計画 ………88,241
指定情報公表センター ………65
死亡診断 ………………………151
シャイ・ドレーガー症候群 …101
社会福祉協議会 ………………196
社会保険 ……………………16,19
社会保険診療報酬支払基金 …70
社会保障 ……………………16,18
若年性認知症 ……………116,118
住宅改修費 ……………………222
住宅地特例 ……………………25
周辺症状 ………………………112
主治医意見書 ………………32,35
障害者総合支援法 ……………191
小規模多機能型居宅介護 ……232
褥瘡 ……………………………110
心筋梗塞 ………………………145
進行性核上性麻痺 ……………101
人工透析 ………………………135
審査請求 ………………………41
心室細動 ………………………145
心室性期外収縮 ………………103
身体介護 ………………………213
心不全 …………………………99

腎不全 …………………………127
心房細動 ………………………99
睡眠時無呼吸 …………………96
スーパービジョン ……………182
生活援助 ………………………212
生活扶助 ………………………205
生活保護 ………………………204
正常圧水頭症 …………………115
成年後見制度 …………………200
成年後見人 ……………………202
脊髄小脳変性症 ………………101
せん妄 …………………………121
前立腺肥大症 …………………103
ソーシャルグループワーク …186
ソーシャルワーク …180,183,184
措置制度 ………………………12

た行
ターミナルケア ………………148
第1号被保険者 ………………24
第2号被保険者 ………………24
帯状疱疹 ………………………142
短期入所生活介護 ……………224
短期入所生活介護計画 ………226
短期入所療養介護 ……………164
チアノーゼ ……………………100
地域支援事業 ………………73,75
地域支援事業支援交付金 ……70
地域包括支援センター …20,72,193
地域密着型介護老人福祉施設 …236
地域密着型サービス …228,232,236
地域密着型サービス事業者 …21
チェーンストークス呼吸 ……150
口核症状 ………………………112
中心静脈栄養 …………………137
長期臥床 ………………………106
調整交付金 ……………………70
通所介護 ………………………216
通所介護計画 …………………216
通所リハビリテーション …52,53,158
痛風 ……………………………103
低栄養 …………………………125
定期巡回・随時対応型
　　訪問介護看護 ………52,230
低体温 …………………………104
低タンパク血症 ………………126
適用除外施設 …………………27

著者紹介
竹原直子（たけはら なおこ）
神戸市立看護短期大学95年卒。総合病院勤務、訪問看護を経験後、2008年よりフリーとして活動を始める。看護師・ケアマネ試験対策講師や健康管理セミナーなど、さまざまな活動を展開中。Webサイト：www.lifesupporternao.com

カバーデザイン ● APRIL FOOL Inc.
本文デザイン／DTP制作 ● 田中 望

らくらく突破（とっぱ）　ケアマネジャー
見たままそのまま丸暗記（まるあんき）

2017年 3月 17日 初版 第1刷発行

著　者　　竹原直子（たけはらなおこ）
発行者　　片岡　巌
発行所　　株式会社 技術評論社
　　　　　東京都新宿区市谷左内町21-13
　　　　　電話　03-3513-6150　販売促進部
　　　　　　　　03-3267-2272　書籍編集部
印刷／製本　日経印刷株式会社

定価はカバーに表示してあります。

本書の一部または全部を著作権法の定める範囲を越え、無断で複写、複製、転載、あるいはファイルに落とすことを禁じます。
©2017　竹原直子

造本には細心の注意を払っておりますが、万一、乱丁（ページの乱れ）や落丁（ページの抜け）がございましたら、小社販売促進部までお送りください。送料小社負担にてお取り替えいたします。

ISBN978-4-7741-8811-9 C2047

Printed in Japan

本書の内容に関するご質問はFAXまたは書面にてお送りください。
弊社ホームページからメールでお問い合わせいただくこともできます。

【書面の宛先】
〒162-0846
東京都新宿区市谷左内町21-13
株式会社技術評論社　書籍編集部
『らくらく突破 ケアマネジャー 見たままそのまま丸暗記』係

【FAX】03-3267-2269
【URL】http://gihyo.jp/book

鉄欠乏性貧血	126
てんかん	102
統合失調症	122
疼痛緩和	150
糖尿病	98,127
糖尿病性腎症	98
特定施設入居者生活介護	226
特定疾病	26,27
特定福祉用具貸与	53
特定福祉用具販売	220
特別会計	47
特別徴収	69

な行

難聴	97
日常生活自立支援事業	196
尿失禁	97,110
任意後見	202
認知症	112,116
認知症カフェ	119
認知症ケアパス	119
認知症疾患医療センター	117
認知症初期集中支援チーム	119
認知症対応型共同生活介護	52,233
認知症対応型通所介護	235
認知症地域支援推進員	119
認定調査	29
認定調査票	30,31
熱中症	96
脳血管性認知症	114
脳血栓	99,103
脳塞栓	99
脳内出血	102
ノロウイルス	141

は行

パーキンソン病	100
パーソナリティ障害	123
パーソン・センタード・ケア	119
肺炎	140
廃用症候群	106,107
長谷川式認知症スケール	115
パルスオキシメーター	135
皮脂欠乏症	111
ピック病	114
被保険者	24
被保険者資格	26
被保険者数	15
フォーマルサービス	188
不感蒸泄	96
福祉用具	220
福祉用具貸与	220
福祉用具販売	53
普通徴収	69
不服申立	43
フレイル	107
閉塞性動脈硬化症	100
ヘモグロビンA1C	104
変形性膝関節症	103
便秘	97
包括的支援事業	72
膀胱留置カテーテル	138
法定後見制度	200
訪問介護	52,208,212
訪問介護計画	83,209
訪問介護事業者	208
訪問看護	152
訪問看護事業者	152
訪問入浴介護	237
訪問リハビリテーション	52,156
保健機能食品	124
保険給付	44
保険料	20,68
ホスピスケア	148

ま行

まだら認知症	113
慢性硬膜下血腫	102,115
慢性閉塞性肺疾患	100
めまい	103
モニタリング	80,91

や行

夜間対応型訪問介護	228
ユニット型介護老人福祉施設	242
要介護状態区分	34
要介護認定	15,28,32,36,39
要介護認定等基準時間	32,35

ら行

利用者負担	48
療養通所介護	219
レビー小体型認知症	115
老人性認知症疾患療養病棟	117
老年性症候群	106